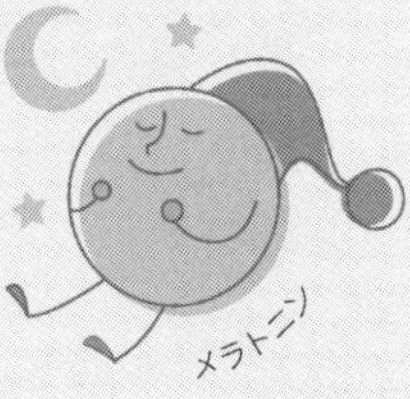

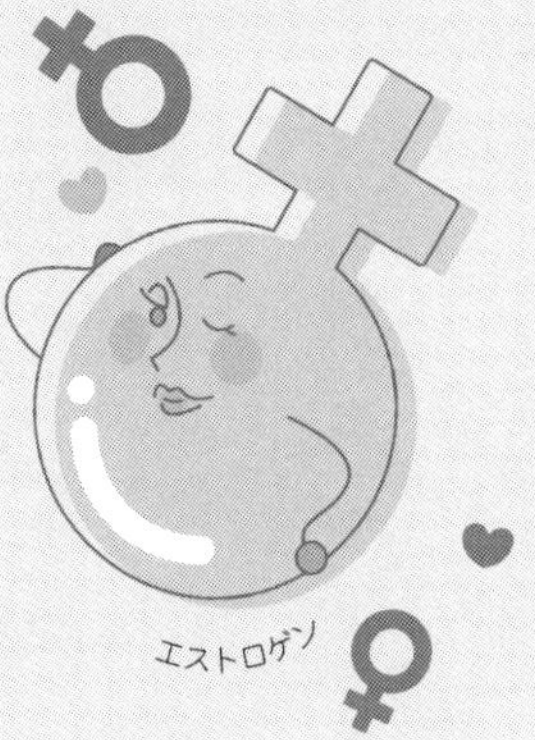

更年期は「第二の思春期」

女性ホルモンのトリセツ

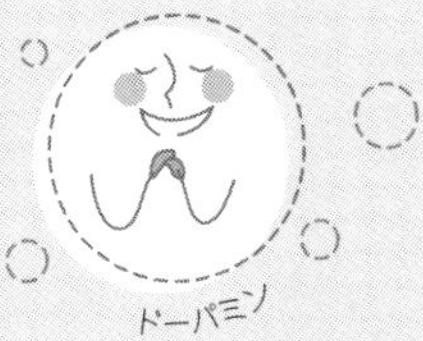

難波　かおり

女性ホルモンケア専門家　リンパシーアカデミー代表

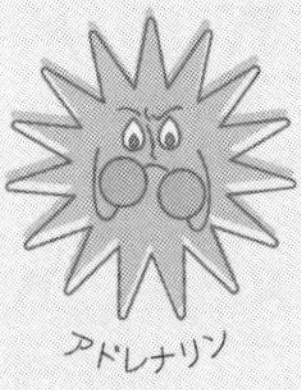

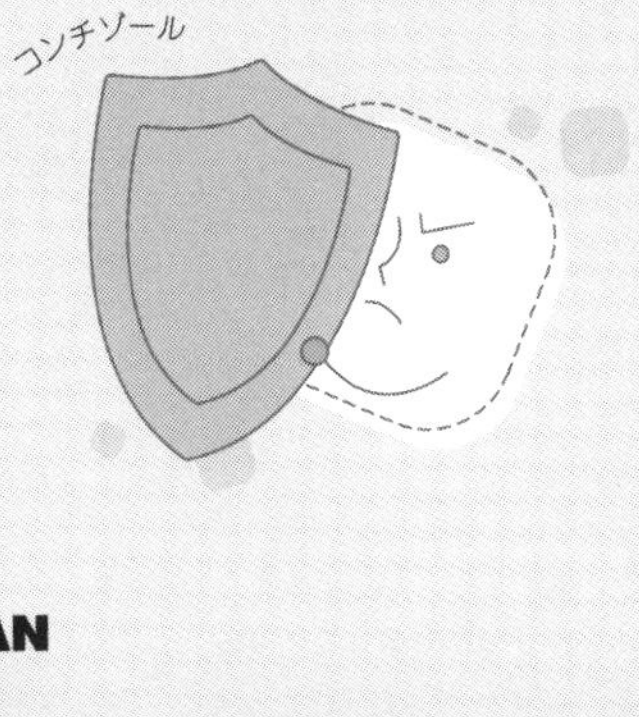

BAB JAPAN

はじめに　「更年期世代」を生きるあなたへ

40歳の頃、それまで公務員として働いていた私は、突然、体調の変化を感じました。日々の疲れが抜けず、気分が落ち込みやすくなるなど、これまで感じたことのない不調が続いたのです。

その原因が自律神経の乱れ、プレ更年期によるものだとわかったとき、今まで自分の身体に対して無神経であったことに気づきました。「もっと自分の身体と心に意識を向けなければ」と感じたとき、出会ったのがリンパマッサージでした。

リンパマッサージを受けると身体の滞りが解消され、心と身体が少しずつ軽くなるのを実感しました。この効果を多くの女性に伝えたいという思いから、41歳でリンパマッサージサロン「Perfume」を立ち上げました。

オープン当初、集客には苦労しましたが、おかげさまで多くのお客様に足を運んでいただけるサロンに成長しました。さまざまな年代のお客様にお越しいただき、施術中は体調についてさまざまな相談を受けます。すると、私と同じように更年期の症状や女性特有の不調に悩んでいる方が多いことに気づきました。

のちほど詳しくお伝えしますが、更年期は女性ホルモンの減少からさまざまな症状が起きます。けれど、女性ホルモンのバランスを整えることで、症状はずっと和らぎます。

「もっと多くの女性にホルモンバランスケアの大切さを知ってもらいたい」。その思いから、私はオリジナルメソッド「身体から心にふれるリンパシー®」を考案しました。現在では、スクールの講師やセミナー活動を通じて、より多くの女性たちにホルモンバランスのケア方法を伝えています。

2022年に、インスタグラムアカウントを開設し、更年期症状について発信したところ、多くの方から、症状のつらさや苦しさをはじめ、さまざまなメッセージをいただくようになりました。こうしたことは、家族にも友達にも言いづらい、職場でもなかなか理解されにくいものです。

「更年期についての無理解」や「更年期に対する無神経な考え方」を経験したという声も多く寄せられます。私自身も、母から「気持ちが緩んでいるのではないか」と言われたとき、とてもショックを受けました。

本書を手にとってくださったあなたも、今現在、自分自身のしんどい状態を少しでもわかってほしいと感じているかもしれませんね。

寄せられるご意見には、気持ちを前向きにしていただきたいと、できるだけポジティブなお返事をお送りしています。いただいたメッセージのお返事を、一部ご紹介しますね。

——すぐに落ち込んでしまう。

私もそうだったので、お気持ちわかります。実は、これもホルモンの影響なんです。ホルモンバランスが乱れると、どうしても気持ちが不安定になりやすいのです。なので、自分を責めないでくださいね。そんなときは、無理をせず、自分に優しく接してあげてください。

――イライラして、子どもにあたってしまう。起こりっぽくなった。

自分を責めすぎないでくださいね。お子様に愛情があるからこそ、感情が出てしまうのです。私もよく「イライラ虫が棲みついてる」なんて言っていました。そうやって、先に言い訳しておくのもいいかもしれませんよ。

――やる気が起きなくて、ダラダラしてしまう。

それは、きっと「今は休んでね」という身体からのサインなんだと思います。ゆっくりする時間も大切です。焦らず、少しずつ。

――ホットフラッシュがつらい。

ホットフラッシュは急にくるとあわててしまいますよね。でも、一般的で、最も多い症状ですから、あまり不安にならないで。首の後ろを冷やすと、少し楽になりますよ。

――夜、眠れない。

眠れない夜が続くと、本当につらいですよね。無理に寝ようとせず、リラックスできることを試してみてもいいかもしれません。家族が寝たあと、静かな時間を使って好きなことをして、気持ちを落ち着けるのもひとつの方法です。焦らずに、心と身体が休まるような時間を大切にしてくださいね。

――関節が痛い。

痛みはつらいですよね。無理をしないで、まずは肩をゆっくり回して、筋肉の緊張をほぐしてみましょう。少しずつ動くと、痛みが和らぐこともあります。身体がリラックスできるように、優しくケアしてあげてくださいね。

今は更年期の真っただ中で、トンネルの中を歩いているように感じるかもしれません。でも、そのトンネルには必ず出口があります。

トンネルを抜けると、ぱっと明るくなります。女性ホルモンの代わりとなるホルモンが分泌され、バランスがとれるようになるのです。シミや肝斑も薄くなります。

実は、解剖学的に見ても60代の方のほうがお元気なのです。実際に、お年を召されている方のお肌を見て、きれいだと感じたことはありませんか？

閉経後は生理の心配がなくなるので、いつでも旅行に行けるようになります。生理前のイライラやPMSもいっさいなくなります。期間に個人差はありますが、必ずそのときが来ます！

更年期になると「このまま老化してしまうのではないか」「女性らしさを失ってしまうのではないか」といったさまざまな不安がよぎることがあります。これは人生において初めての体験だからこそ、余計に不安になるのです。でも、経験者の声に耳を傾けたり、同じ境遇の方たちと気持ちを共有したりすることで、その不安も和らぐはずです。

登山にたとえるなら、経験のない人が初めて山登りをするようなものです。うまく乗り越えるためにはガイドが必要です。私の本が、更年期という山を乗り越えるための道先案内として、少しでもお役に立てればと思い、この本を出版することにいたしました。

本書を読んで、「私だけがつらいわけではないんだ」と感じていただけたらうれしいです。更年期の症状は人それぞれ違いますが、この本を手にとってくださったあなたの心と身体が、少しでも楽になれば幸いです。

目次

はじめに　「更年期世代」を生きるあなたへ……2

第1章　心と身体が揺れ動く10年間

更年期女性たちの声を聞く……16
私の更年期……18
予期不安の恐怖……21
パニック症状が起きたら、とにかく息を吐いて……24
みんなはどんなことに悩んでいるの？……26
新常識!?　食いしばり＝ストレスということを知っていますか？……28
白髪や老眼の加速などにも注意！……31
ストレス筋をほぐすセルフケア……33
ストレス解消や瞑想が続かない理由……36

第2章　更年期は「第二の思春期」

身体のしくみを知っておこう……42
女性には思春期が二度やってくる……44
女性ホルモンをつくるのは卵巣だけではありません……48
インナーケアで身体を整える……51
身体からのポジティブな感覚が感情に与える影響……54
無理矢理ポジティブに考えなくていい……58
社会環境、家庭環境の変化と重なる更年期……60

第3章　更年期はつらい？　楽しい？

海外では閉経パーティー!?　日本との文化の違い……64
社会の見方が変われば、女性はもっと幸せになれる……66
女性VS女性の「閉経マウント」……68

ホルモンバランスを整えるためにできること……70
更年期とホルモンの深い関係……72
幸せホルモンを上手に使う……76
疲れの質でリラックス方法を変える……82
更年期の症状は遺伝する？……85

第4章 フォロワー10万人の知恵「私はこうして乗りきった！」

こんなとき、トイレでどうしていますか？……90
閉経のサインも十人十色……92
「におい」と「肥満」の悩みはホルモンのせい……94
これも更年期症状！……96
ストレスを感じたとき、気持ちを切り替えるセルフケア……98
更年期のお悩みQ＆A……103
みんなの更年期対策を教えて！……105

ストレスはこまめに解消……111

第5章　実践者たちが絶賛！「毒だし呼吸」と「毒だし日記」

日常のストレスやネガティブな感情を極限まで出す「毒だし呼吸」……114
医師も認める！「毒だし呼吸」の効果……118
毒だし呼吸はリラックス効果や血行促進にも効果抜群……120
毒だし呼吸の最適なタイミングは？……124
毒だし日記をつけてみませんか？……126
「毒だし日記」を、更年期を乗り越えるきっかけに……131
自分のための時間をつくるという贅沢……133

第6章　更年期は「自分を大切にする期間」

「更年期」は本当にネガティブワード？……138
ポジティブシンキングより「ポジティブセンシング」……140

効果にビックリ！　副腎セルフケア………144
苦しさも優しさも分かち合える………147
おわりに　思いやりあふれる優しい世界に………150

第1章

心と身体が揺れ動く10年間

更年期女性たちの声を聞く

更年期世代に向けたインスタグラムのアカウントは、今では多くの方にフォローをいただいていますが、スタート時は更年期についての内容ではありませんでした。初めは、「50代でも若々しく」「老けないコツ」といった内容の投稿をしていました。すると、「老けたくはないけど、更年期がきつい」、「身体がつらくてセルフケアどころじゃない」、などのＤＭをいただくようになりました。

それならばと、更年期症状を和らげるメソッドの投稿をするようになると、「勇気をいただけました」「うれしいです」という声をもらうようになりました。

そこで、更年期特有の悩みを抱えていても、受け止めてくれる場所、寄り添ってもらえる場所がない、病院へ行くほどではないけれど、更年期がつらい、という方たちにとって、相談場所や、時には毒を吐く場所になれたらと思うようになりました。

人に話をしたらすっきりすることってありますよね。同じように、投稿をしてすっきりすることができたらと思ったのです。

問題そのものが解決するわけではありませんが、「あなたが悪いわけではない」という言葉をかけてもらうことや、自分だけがつらいのではないとわかることで、安心したり、少しでも楽になれば、自分を責めなくなったりすると思うのです。しんどいなと感じたときは、この本をパラパラとめくったり、インスタグラムをのぞきに来てくださいね。

かおり先生からひとこと

あなたは一人ではないですよ！　本書やＳＮＳでの交流が、きっとあなたの大きな支えになるはずです。素晴らしい絆が築けますね♪

私の更年期

イライラしやすくなったと感じることはありますか？　もしかしたら、その症状は、ホルモンバランスの乱れかもしれません。私には、更年期のつらい症状の波が3度ありました。今、思い返してこの時期をひとことで表すなら、まさに「地獄」でした。

まず、41歳のときに、イライラ、偏頭痛、肩こり、胃のむかつきなどの症状が半年ほど続きました。内科を受診すると、「少し早い更年期かもしれませんね」と言われました。まさか40代で更年期を迎えるとは思ってもいなかったので、ショックでしたが、対症療法として、睡眠導入剤や筋肉緩和剤を服用しました。

2つめの大きな波は50歳のときで、これがピークでした。身体のだるさ、心臓がバクバクする、やる気が出ないなど、起きていられないほどつらい症状が重なりました。身体の症状よりも、イライラや、無性にさびしくなるといったメンタルのほうがしんどかったですね。仕事をしたいのにできない……。このジレンマがつらかったです。

案の定、婦人科を受診すると「更年期ですね」と、言われました。つらい症状を緩和するには、ホルモン治療があると告げられましたが、いざとなると踏み出せず、その場では決めることができませんでした。

医師である長男に相談すると、「お母さん、風邪を引いて高熱があるときはどうする?」と、質問されました。それに対して、「仕事もあるし、解熱剤か風邪薬を飲むと思う」と、答えました。

息子は、風邪薬もホルモン治療も、つらい症状に対処するという意味では一緒だと言います。こうして息子の一言に背中を押され、治療をすることを選択しました。

私の場合、ホルモン治療を始めるとうそのように身体が軽くなり、以前のように仕事もできるようになりました。
決してホルモン治療をすすめているわけではありませんが、躊躇《ちゅうちょ》する方も多いので、ひとつの選択肢、経験談として耳に入れておいてください。

かおり先生からひとこと

更年期は病気ではありません。でも、必要なときは無理をせず、医師に相談することも忘れないでくださいね。

予期不安の恐怖

更年期3度目の波が来たのは、56歳のときでした。50歳のときと同じような症状が出ました。単なるメンタルの不調だったかもしれません。ただ、初めてホットフラッシュが起きたので、更年期だったのではないかと思います。

身体のだるさや動悸など、50歳のときに経験したような不調があると、「あれっ」とトリガーが引かれます。すると、パニック症状が起こってしまうのです。それが怖くて、電車にも乗れなくなってしまいました。

いわゆる「予期不安」です。予期不安は、フォロワーさんからも多く寄せられますが、「また不調が出るかもしれない」という不安に襲われる状態です。

56歳のとき、家族と食事をした際にトイレに行きました。楽しい時間だったはずなのに、突然、気分が悪くなり、座った状態で冷や汗が出てきました。
50歳のときのパニック症状が頭をよぎり、急に不安になったのです。予期不安そのものですよね。結局、パニック症状は起きませんでしたが、これをきっかけに、「また同じようなことが起こったら……」と、外出先でしばらくトイレにいくことができなくなりました。

私は、いつ来るかわからないパニック症状に対する不安で、出歩くことができなくなりました。ただ、実際のところ、起きないことがほとんどなのです。家族での旅行中でもそうでした。

行楽地の長い階段を登ったときのことです。階段を登れば、ある程度息が切れることはあたりまえなのですが、息が切れることがパニック症状と結びついてしまったのです。すると長男が「母さん、何かあったらおぶうから、一緒に上まで階段を上がろう」と、声をかけてくれました。

予期不安を克服するには、小さな成功体験の積み重ねが必要です。結局、子どもたちの励ましもあり、最後まで上ることができました。

長男からは、「何も起きずに上まで上がれたでしょう。自分自身で不安に感じているだけであって、何も起きないし、克服できたよね」と言われ、自分の思い込みだということをつくづく思い知ったのです。

この成功体験により、以降予期不安を起こさないようになりました。

かおり先生からひとこと

予期不安は、実際には起きないことがほとんどです。小さな成功体験を積み重ねることが、安心感につながりますよ。焦らず、ゆっくり乗り越えていきましょう。

パニック症状が起きたら、とにかく息を吐いて

パニック症状が出たときに取り入れるようになったのが、「毒だし呼吸法（114ページ）」です。やり方はのちほど詳しく解説しますが、生み出されるきっかけとなったアクシデントをお話ししますね。

それは、子どもたちと沖縄へ家族旅行に行ったときのことです。ナイトクルーズの船の中でパニック症状が出てしまいました。船酔いも相まって気分が悪くなり、手足がしびれ、呼吸が苦しくなって立っているのもつらくなりました。

すると、長男が私の背中をさすりながら「お母さん、息を吐いて、僕と一緒に吐いて〜、吐いて〜、吐ききって」と、ケアをしてくれました。すると症状が落ち着いていったのです。

後日、なぜ、吐くだけだったのかと尋ねると、「吐ききったら、自然と息を吸うでしょう？　吸うことに意識をするから過呼吸が起こるんだよ」と教えてくれました。

そこから呼吸についていろいろと学び、呼吸法には瞑想と同じようなメリットがあることがわかりました。そこから「毒だし呼吸法」へとつながります。

呼吸は、お金もかからず、気軽にできます。また、息を吐くことで身体の機能的にも血流がよくなる、神経が働くようになるなどのメリットがあり、さらに吐くと同時にいやな感情も吐き出せるのではないかと思うようになりました。

かおり先生からひとこと

パニック症状の解消には、呼吸法が効果的です。さらに、好きなアロマを焚《た》いたり、温かい飲み物を飲んだりするのもいいですね。

みんなはどんなことに悩んでいるの？

ＳＮＳで聞いた更年期症状の、お悩みランキング1位は「ホットフラッシュ」です。更年期特有の症状で、急に顔がカーっと熱くなったり、ほてったりします。実は、更年期世代に起こるものをホットフラッシュと呼び、若い頃の「冷や汗」「いやな汗」と同じ現象です。

お悩みランキングの2位は「イライラ」です。更年期は感情が不安定になり、コントロールできなくなってイライラしやすくなるのです。次いで多いのは、身体のだるさ、動悸、肌の乾燥など。メンタル的な症状では、孤独感や不安、焦燥感も多いです。

そのほか、不眠、悪夢を見る、胃がムカムカする、声が低くなる、肌だけでなく全身がうるおいを失うので、咳も出やすくなります。物音に敏感になる、集中できなくなる、体臭が気になる、おならが増える、食いしばる……など、小さく分けると

100～200ほどの症状があるといわれています。

基本的には、更年期をきっかけに代謝は衰えていきます。代謝が悪くなるので糖尿病のリスクが高まり、肉体的には、血流も悪くなりますから、頭痛、肩こりの悩みが出てきます。また、更年期がわずらわしいのは、それらの症状が自律神経の乱れからくるということです。

自律神経は、異なる働きをする「交感神経」と「副交感神経」があります。この2つのバランスが乱れると不調が起きやすくなります。睡眠不足、不規則な食事や生活でも乱れやすくなります。

かおり先生からひとこと

更年期のつらさも、自律神経を整えることで軽くすることができます。ケアをしていけば、症状を緩和する方法があるということを、覚えておいてくださいね。

新常識!? 食いしばり＝ストレスということを知っていますか？

更年期に多い症状のひとつに食いしばりがあります。食いしばり＝ストレスといわれ、メンタルが落ちるといわれています。

インスタグラムでも、食いしばりに対する発信の反響は大きく、関心が深いことがわかりました。側頭筋～咬筋～胸鎖乳突筋などがつながるラインはストレス筋といい、食いしばりによってかたくこわばってしまう部分です。

このストレス筋を動かすことで、食いしばりの予防や解消ができます。セルフケアでほぐすことで、かたくなったストレス筋を緩めることができるのです。また、ガムを噛むことやグミを食べることもおすすめです。咀嚼《そしゃく》による筋肉運動も望めますが、咀嚼はリズム運動です。リズムを刻む動きは「セロトニン」の分泌を促す効果があるのです。

ご存知のようにセロトニンは、幸福感を生じさせるので、食いしばりを改善しながら、メンタルのトラブルも解消することができます。私自身、食いしばりを自覚していますが、食いしばりは、自分の中に感情を押し込むこととも関係するのではと思っています。

「卵が先か、ニワトリが先か」と同じで、食いしばるからストレスが溜まるのか、ストレスがあるから食いしばるのかはわかりません。しかし、睡眠中の食いしばりによって、睡眠の質が落ち、不眠、肩こりと負の連鎖が続くことは事実です。

睡眠中の首まわりやあごにかかる負担を減らすために、枕の高さを調整してもいいと思います。自然な首のカーブがキープできますし、気になる首のしわ対策にもなるため、低めがおすすめです。

余談になりますが、脳神経外科がテーマのドラマで、「グミを食べるとセロトニンが出る」、とドクター役の俳優さんが台詞で言っていたので、びっくりしてしまいました。最近では、食いしばりがストレスの原因であるため、歯医者さんでもストレス筋のマッサージをすすめることがあるようです。

かおり先生からひとこと

ホルモンバランスの変化で筋肉が緊張しやすくなります。食いしばりはフェイスラインのたるみにも影響することがあります。セルフケアやグミを噛むなど、少しずつ緊張をほぐしてあげてくださいね。

白髪や老眼の加速などにも注意！

老眼や白髪の原因は老化といえば老化ですが、更年期と全く関係ないとはいいきれません。もともとの髪の毛は白く、栄養があると黒く生えてきます。髪にとっての栄養は血流で、歳を重ねると血流が悪くなり、栄養がなくなるため、白色のまま生えてくるのです。更年期はストレスがかかりやすく、ストレスでも血行不良になるので無関係ではないですよね。

肌にうるおいを与える女性ホルモンが減ることで、ドライアイにもなりやすくなります。目が乾くと眼精疲労につながり、眼精疲労が重なると老眼を加速させます。ケアとして、皺眉筋《しゅうび》、眼輪筋などの血流を整えると老眼の予防になります。

肌は乾燥だけでなく、表面を覆っているホルモンがなくなり、代謝が悪くなることで、菌が付着しやすくなり、においも気になるようになります。いわゆる加齢臭です。加齢臭は男性だけではありません。女性も更年期を迎える頃に体臭が変わります。さらに、女性ホルモンが減ると汗や皮脂の調整が乱れ、活性酸素を抑えきれなくなり、体臭が気になるようになります。デリケートゾーンは、代謝や免疫力が落ち、常在菌が働かなくなるため、においが気になるようになります。

かおり先生からひとこと

更年期になると、においが気になったり、視力が落ちてきたりしますよね。でも、これは自然なことなので、心配しないでくださいね。老眼鏡を試してみるなど、少しずつ自分に合わせたケアを取り入れていけば、きっと楽になると思いますよ。

ストレス筋をほぐすセルフケア

頭部の側頭筋～咬筋～口角～胸鎖乳突筋までの範囲のストレス筋は、かたくなると、頬のたるみやほうれい線の原因となり、老け顔の原因になります。ケアをすることで小顔効果も望め、すっきりした印象にもなります。くいしばりでもかたくなりますので、セルフケアで緩めてあげましょう。次ページに、ケア方法をご紹介します。

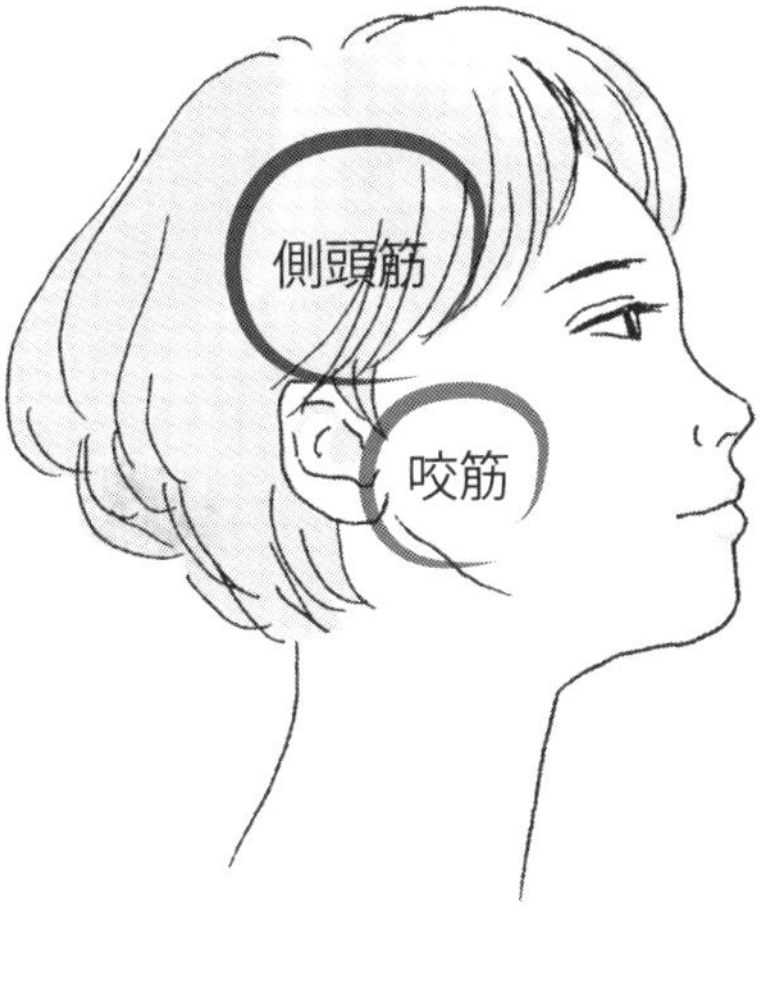

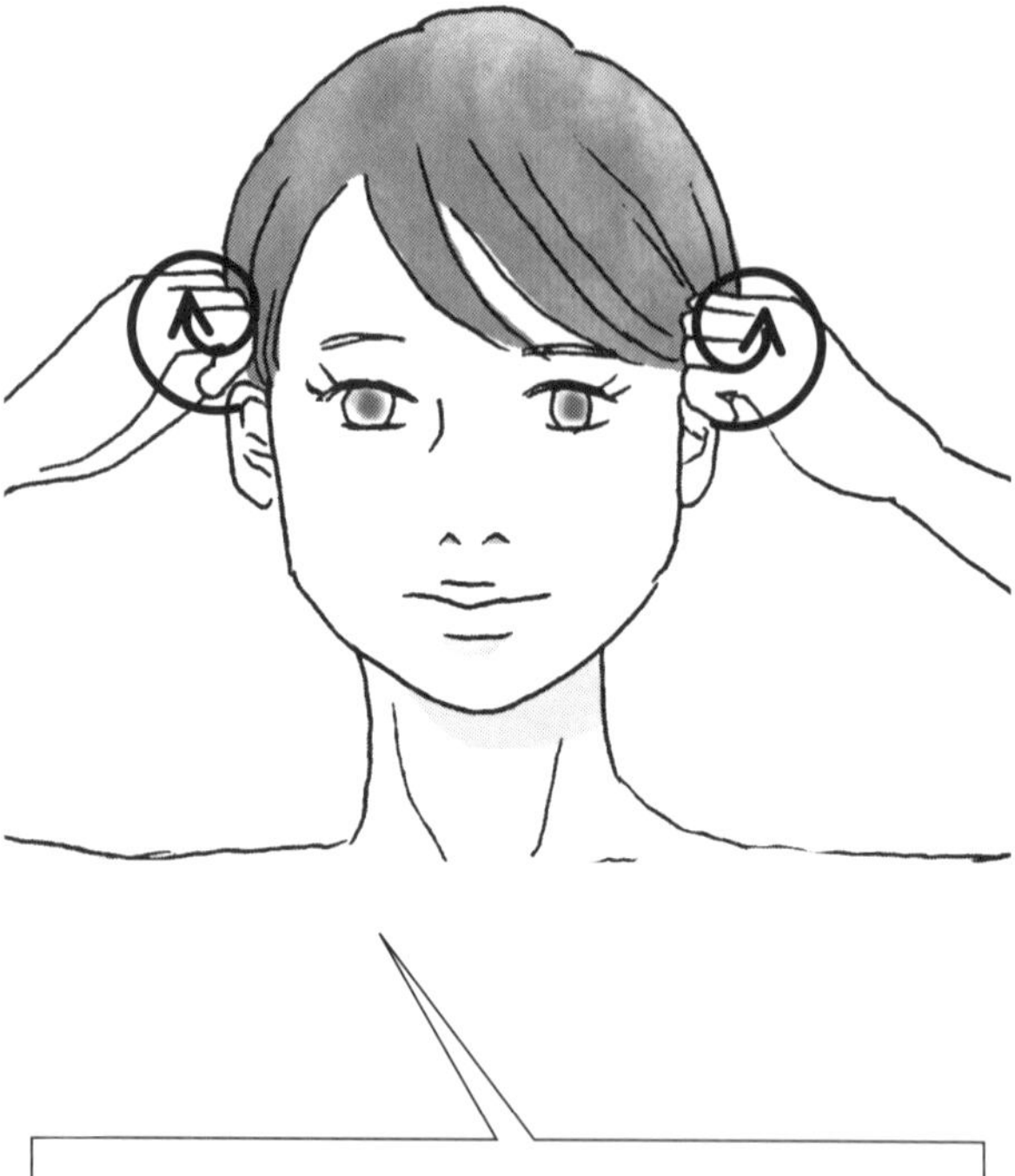

手をグーにして、側頭筋に添え、その場でクルクルと回して刺激する（皮膚に密着させたまま行う）。かたいと痛みを感じる場所。

かおり先生からひとこと

ストレス筋をほぐすセルフケアは、イライラの解消だけでなく、若々しさを保つためにも、とても効果的なんですよ♪

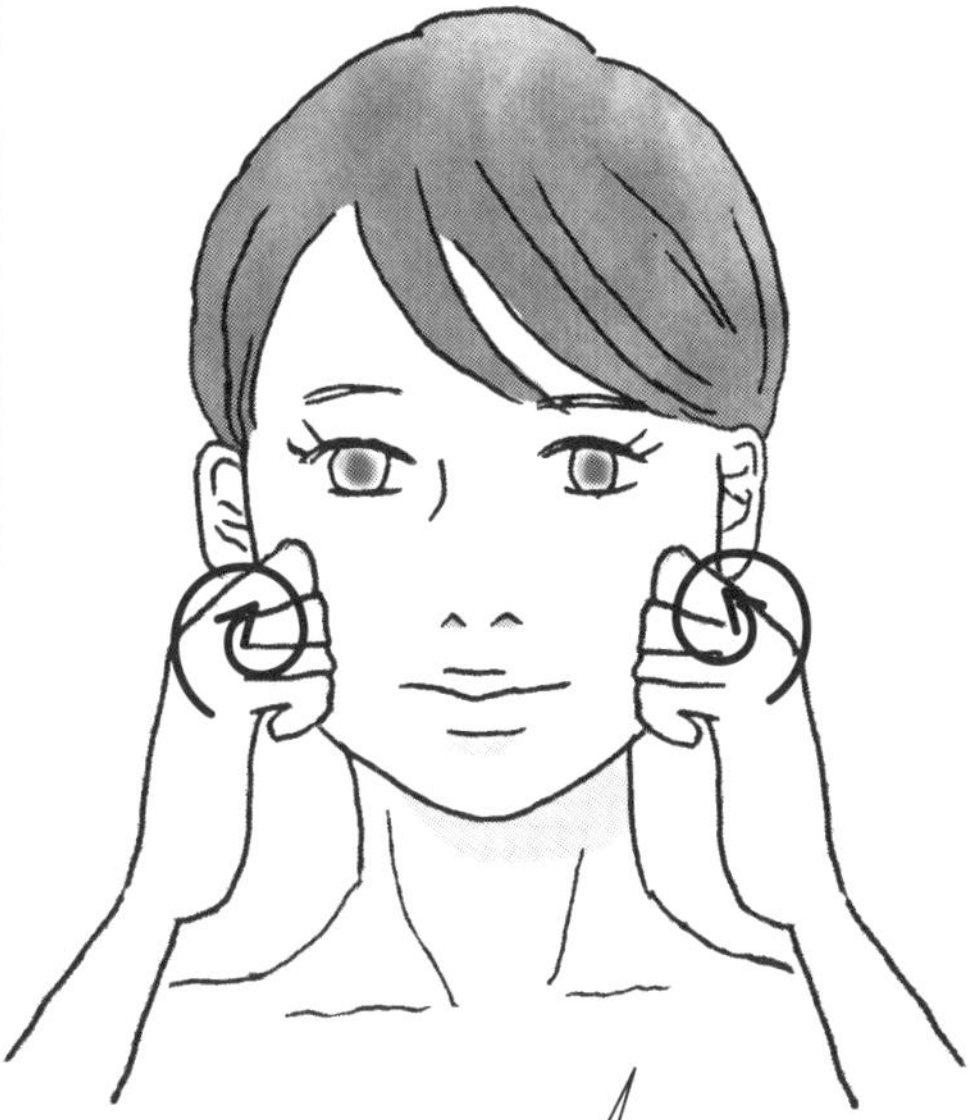

頬のまわりも同様にこぶしでクルクルと回して刺激する。皮膚に密着させ、摩擦を起こさないようにするのがポイント。

ストレス解消や瞑想が続かない理由

瞑想をすると心が落ち着くことは、ご存知の方も多いと思います。でも、気持ちが焦ったり、高ぶっていたりするとき、実際に瞑想をして心を落ち着けている方はどれくらいいるでしょう？　まわりに聞いてみても、日常生活に実際に瞑想を取り入れている方は少ない気がします。

続かない理由は、日本人が真面目すぎるからではないかと思うのです。

私自身、「更年期はストレスが溜まりやすいので解消してね」と、病院で言われましたが、どうやって解消すればいいのかわかりませんでした。ストレスを解消したいのにできない自分を責めることもありました。瞑想は座禅を組まないといけないと考えたり、運動をするためにはジムに行かないと、と思ったりして、難しく捉えてしま

[「育てる」ことで幸福を感じる]

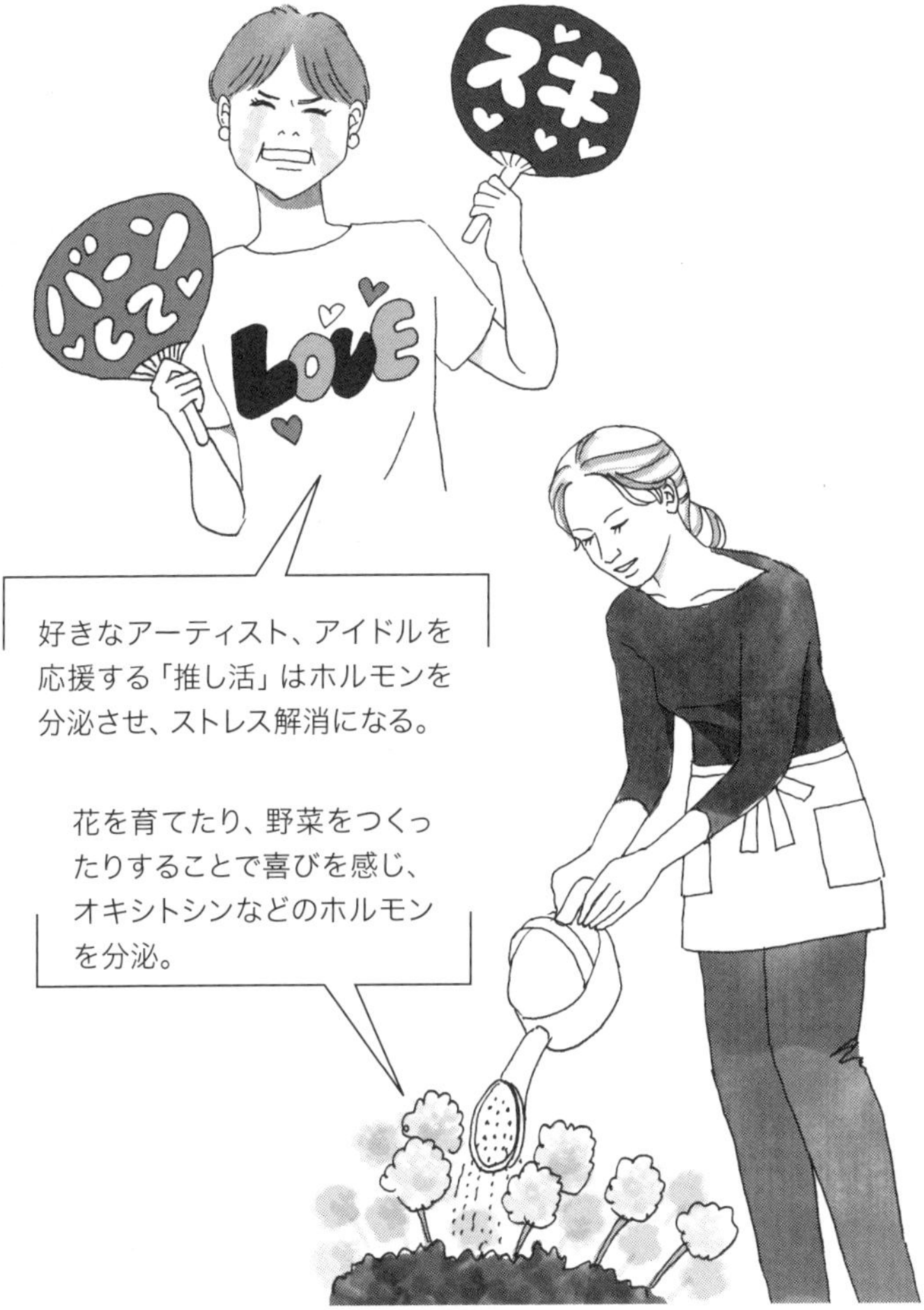
LOVE
好きなアーティスト、アイドルを応援する「推し活」はホルモンを分泌させ、ストレス解消になる。
花を育てたり、野菜をつくったりすることで喜びを感じ、オキシトシンなどのホルモンを分泌。

うところがありました。

でも、呼吸や入浴など簡単なことでもストレス解消はできます。お風呂好きならお塩やお気に入りの入浴剤を入れるなど、日常に取り入れられることなら続けられそうですよね？　私は、外出先であっても簡単にできる呼吸法などで対処できるようになったので、気持ち的にもとても楽になりました。


最近、フォロワーさんから聞くストレス解消法が「推し活」です。

人間の一番の充実感は、「育てること」で、実際、愛情ホルモンのオキシトシンや幸せホルモンのエンドルフィンが分泌されます。子どもが巣立ったあとに、ペットを飼い始める、畑を始める人が多いですよね。これは、育てることで、充足感を味わえるからだと思います。「推し活」も同じで、推しをファンである自分が育てることや応援することが喜びや元気の源になります。

私自身、バックナンバーというバンドが好きで、ライブは毎回行っています。あとは、俳優の高橋一生さんも好きで、舞台を観に行って元気をもらっています。

いくつかストレス解消法をあげましたが「絶対やってね」というわけではありません。みなさんが、無理なくできるストレス解消法が見つけられるといいですね。

かおり先生からひとこと

できることから、ゆっくり始めてみましょう。無理をせず、自分のペースで進めていけば、それだけで素晴らしいことですよ。

オキシトシン

第2章

更年期は「第二の思春期」

身体のしくみを知っておこう

よくいただくご相談は「病院へ行ったほうがいいですか」「どんな漢方を服用しましたか」「何科を受診したらいいですか」という内容です。さらには、イライラや落ち込みといったメンタル症状があり、カウンセリングを受けたほうがいいのかというご相談も多いです。

きっと、お医者さんに行くほどではないかもしれないけれど、ちょっとした不調があって不安になるのですよね。

更年期は、「期間」です。病気ではありませんし、変化が起こりやすい時期ということです。閉経を挟む45～55歳の10年間を更年期と呼ぶことが多く、女性ホルモンのエストロゲンが体内でつくれなくなるため、人生において、一番ホルモンバランスが乱れる期間になります。

女性ホルモンは、生理や出産にも関係しますが、女性の身体は、その恩恵を多大に受けています。骨を丈夫にする、皮膚の乾燥を防ぐ、糖尿病や心臓病のリスクをおさえるなど、多岐にわたって必要な役割をしてくれています。

代謝にも関わり、更年期になると太りやすくなります。更年期は「期間」なので、誰もが通る時期なのだと考えてください。心配しなくても、大丈夫です。

更年期は、いつかは必ず終わります。老化すると考えるのではなく、人生の過渡期を迎えていると考えればよいのです。

かおり先生からひとこと

更年期は急に老化するわけではないので、どうぞ安心してくださいね。ただ、肌や髪の乾燥や疲れで、少し老けて見えることもあります。無理をせず、自分に優しくケアをしてくださいね♪

女性には思春期が二度やってくる

よくお伝えすることですが、きれいな女優さんでもみんな平等に更年期はあります。更年期が来ると、すべての女性が卵巣で女性ホルモンをつくれなくなります。

女性ホルモンが減少すること自体でもバランスを崩しますが、「女性ホルモンを出して」と脳からの司令ホルモンが増えることで、身体をコントロールしている自律神経のバランスも乱れます。

自律神経とは、消化、呼吸、感情など私たちの生命活動すべてに関わっている神経です。更年期は、女性ホルモンの減少による不調と自律神経の乱れによる不調が連動して起きるため、多岐にわたる症状が出て、闇の期間のように感じられるのです。

私たちの身体は、ストレスを感じるとそれを抑えようとして、副腎からホルモンの

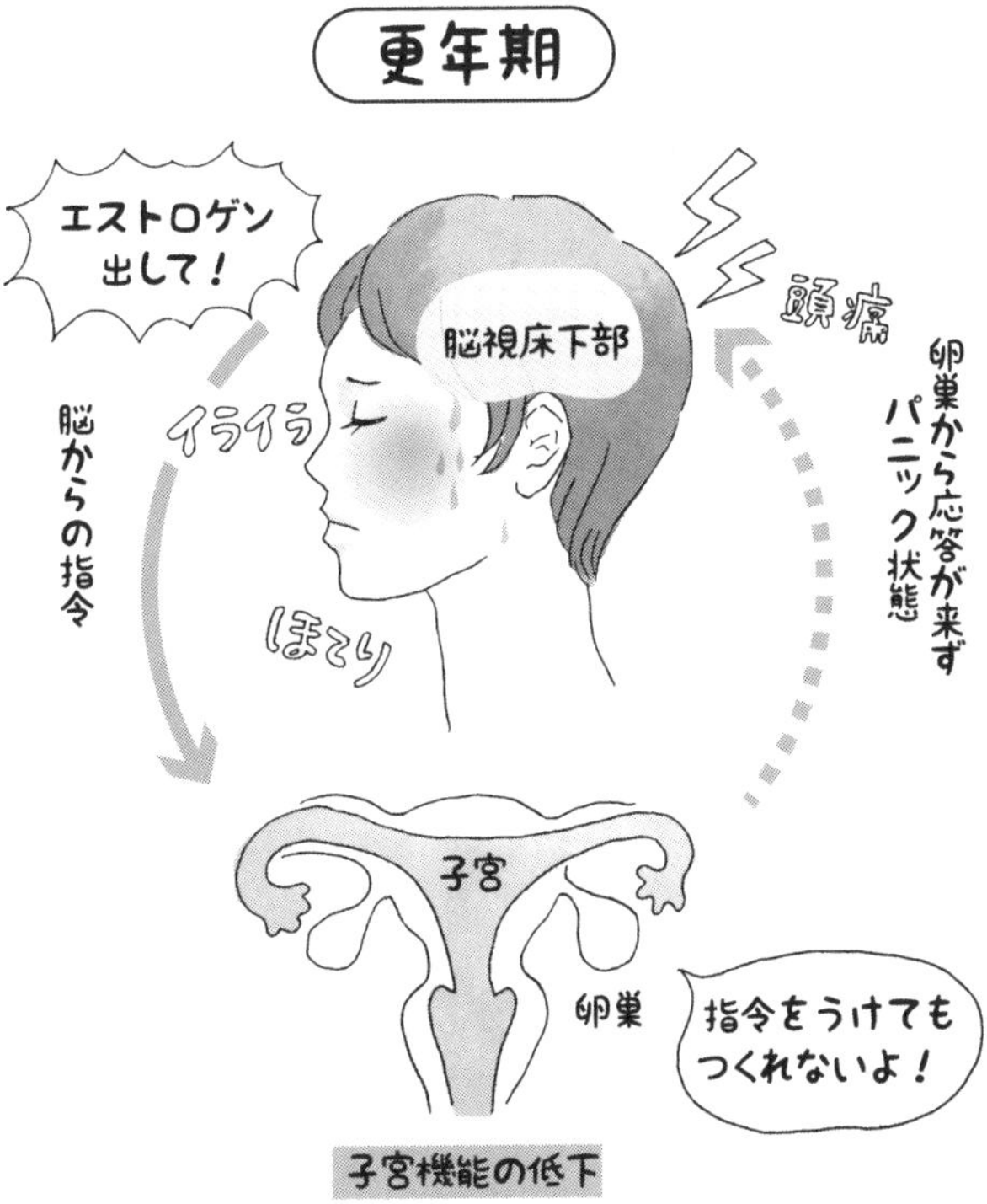

女性ホルモンは脳の視床下部というところで分泌がコントロールされる。自律神経も同じ部位でコントロールされている。
脳がエストロゲンなどの女性ホルモン分泌の指令を出しても、女性ホルモンが減っているので対応できず、視床下部にストレスがかかり、自律神経に影響して乱れを起こす。

コルチゾールが分泌されます。そして、コルチゾールの過剰な分泌により、副腎が疲れて身体がだるくなるのです。

このような身体のだるさ、眠っても疲れがとれないなどの症状を、副腎疲労と呼びます。副腎は、腎臓の上の部分にある臓器で、左右の腎臓にひとつずつあります。副腎疲労は、近年増えている傾向にあります。実のところ、更年期の不調なのか、副腎の疲れなのかはっきりしないところはありますが、更年期と副腎疲労がダブルで襲ってきていると考えられます。

ただ、女性ホルモンはゼロに近づきますが、身体の機能も変化に慣れてきて対応するようになります。

更年期は「第二の思春期」にもたとえられます。思春期のときも間違いなくホルモンバランスが乱れています。実際に成人してからより、学生時代のほうが、PMSや生理痛がひどかったという方も多いのではないでしょうか？　ホルモンバランスは、大人になるにつれて整ってきますので、生理に関する症状は落ち着いてきます。

思春期も期間です。その証拠に、気がついたら終わっていませんでしたか？　同じように更年期も終わりがきますので、恐れないで！　まずは自律神経をちゃんとケアすることで、体調を整えることができます。

かおり先生からひとこと

不調が続いていると、前向きになれないこともありますよね。そんなときは、やってみたいことや推し活を楽しんでください♪　無理せず、自分の気持ちを大切にしてくださいね。

女性ホルモンをつくるのは卵巣だけではありません

女性ホルモンの分泌が少なくなると、さまざまな不調が出るようになります。しかし、そのうち身体が落ちついて、ちゃんと対応できるようになります。
落ち着く理由のひとつに、身体や脳の慣れがあります。女性ホルモンがつくられなくなることを脳が理解すると、よけいなホルモンをどんどん出さなくなるので、自律神経もストレスを受けずに済むのです。

閉経を迎えると、卵巣で女性ホルモンはつくられなくなりますが、女性ホルモンは妊娠・出産に関わるだけではありません。女性ホルモンのひとつであるエストロゲンは、女性らしい身体をつくることもありますが、前述したように体内の健康を維持するさまざまな働きをしています。

骨量を維持する働きを担っているので、閉経後、骨粗しょう症になる女性が増えるのも、エストロゲンの分泌が減るためです。だから、男性にも女性ホルモンは存在しています。

卵巣が機能しなくなり、女性ホルモンがつくられなくなると、量は減るものの、今度は副腎が女性ホルモンに変わる物質を分泌するようになります。副腎からアンドロゲンというホルモンが分泌され、皮下脂肪にあるアロマターゼという酵素がアンドロゲンをエストロゲンに変えてくれるのです。

更年期に太りやすくなるのは、代謝が落ちるせいもありますが、実は、身体のメカニズムとして、皮下脂肪を蓄えて女性ホルモンをつくる準備のためでもあるということなのですね。

太りたくないのに太ってしまうのは、身体を守るためであって、脂肪を蓄えなくてはならないからです。そう考えると、太る言い訳にもなりますよね（笑）。

そのほか、肝臓、腸でも女性ホルモン様の成分をつくります。エストロゲンはつくられなくなりますが、女性ホルモンのような役割をしてくれるホルモンをつくるようになります。

自分自身が助けてくれるということを信じてください。あなたの身体は、あなたが一番味方になっています。太るのもあなたを守るためです。

かおり先生からひとこと

身体の自然なしくみを知っておくことは、これからのケアにとても大切です。理由がわかると、安心して自分の身体と向き合えるようになります。

インナーケアで身体を整える

　更年期は、体調がこれまでとは違いますが、怖がらないでほしいと思います。ただ、一気に更年期の不調が出る人もいますので、日常的にできることとして、サプリや食べ物でケアするのも一案です。

　食べ物では、エストロゲン様物質として、ナッツ、豆腐や豆乳の大豆イソフラボンがいいといわれています。大豆イソフラボンがエクオールに腸内細菌の働きで変換され、エストロゲンと似た作用をもたらします。しかし、日本人の半数くらいの方が変換できないともいわれています。

　ほかに、ごまに含まれるゴマグリナンも大豆イソフラボン同様、エストロゲンに似た働きをします。また、ザクロに含まれる成分にホルモンバランスを整える働きをもつものがあるといわれています。私はザクロゼリーを食べていました。おいしく続けられるので、今でもおやつ感覚で食べています。

もうひとつ、私が積極的にしていたのは、水をたくさん飲むようにしたことです。というのも、私は更年期の症状として偏頭痛もかなりひどかったのですが、長男によると、頭痛の原因のほとんどは体内の水分不足だといわれたからです。

もともとセラピストという職業に加え、トイレが近い体質のため、それまでの生活では水分を控えることが多かったのです。でも、たくさん水を飲むように心がけたところ、ぴたっと頭痛薬を飲まなくなり、重度の便秘症も改善されました。

一般的には、1日に2リットル飲みましょうといわれますが、長男からは3リットルは飲んでほしいと言われました。ごくごくと飲むのではなく、身体の細胞に水分が染みわたるように少しずつゆっくり飲むこともポイントです。

水分はコーヒーや紅茶でも構いませんが、これらにはカフェインが入っています。

カフェインには利尿作用があるので、水分摂取をメインの目的とするのではなく、嗜好品として考えましょう。
紅茶は、女性ホルモンに似た成分が含まれていますので、嗜好品としても、更年期にはおすすめです。また、緑茶には抗酸化作用があるなど、お茶類は手軽に続けられる健康食品です。品種、フレーバー入りのものなどお好みのものをどうぞ。

かおり先生からひとこと

おいしいと感じることで、身体も心もリフレッシュできます。無理なく続けられる飲み物を選んで、自分のペースで水分補給を心がけてくださいね。

身体からのポジティブな感覚が感情に与える影響

「心身一如《しんしんいちにょ》」という言葉が示すように、心と身体はつながっています。心が抱えるストレスは、考え方や気持ちで無理に解消させるのではなく、行動によって身体から発散させることができます。

たとえば、疲れたときに無性に甘いものが食べたくなることがありますよね。このような行動は、身体がストレスに対処しようとしているからです。

少し脳のお話をすると、脳には、大きく分けて大脳、小脳、脳幹の3つがあります。大脳は、主に思考や判断して行動することに関わっています。

大脳の前方に前頭葉というものがあるのですが、前頭葉は、感情をコントロールする、記憶するといった大事な働きを担っています。たとえば、「ポジティブにしよう」

[「好きなこと」が感情をポジティブにする]

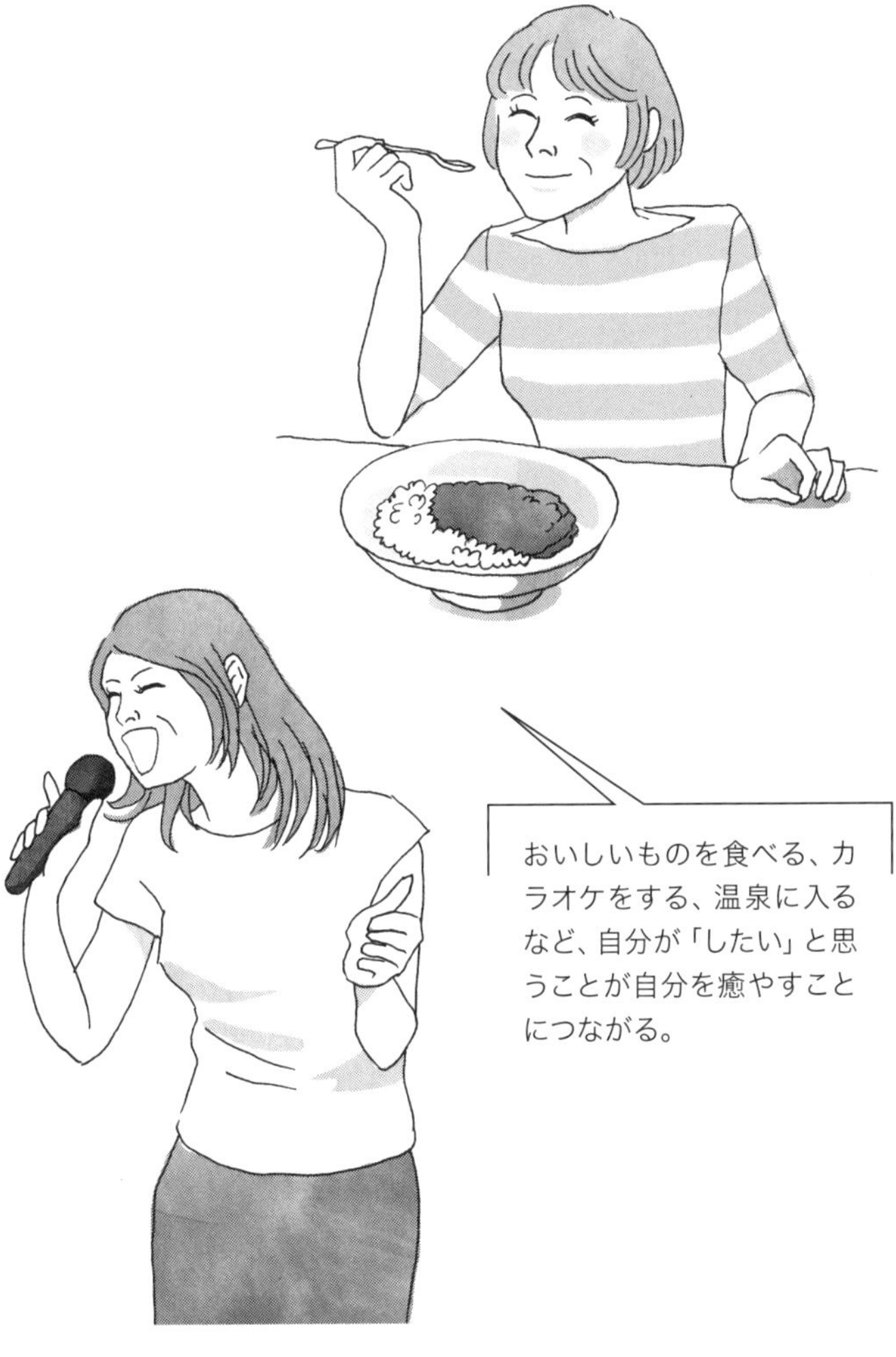
おいしいものを食べる、カラオケをする、温泉に入るなど、自分が「したい」と思うことが自分を癒やすことにつながる。

と考えると、前頭葉から脳幹、さらに自律神経をコントロールするなどの働きをする視床下部へと伝達されます。視床下部は、脳幹にある間脳を構成している部位です。

嗅覚、触覚などの五感は、感じたものをダイレクトかつ、スピーディーに脳幹へ届けることが科学的にも証明されています。自律神経の働きがストレスによって乱れるのを、五感から得る情報で防ごうとしているということです。

先ほどお伝えしたように、ストレスを抱えたら甘いものを食べたいと思いますよね？　これは、知らず知らずのうちに、身体を緩めてリラックスさせようとしているからです。

誰かに教わったわけでもありませんが、思考でポジティブにしようとするより、感覚的に行っていることで、自分を癒やしているのです。特別なことをしなくても、リラックスできる術をすでにあなたは知っているということなのです。

揺るぎがちな女性の心と身体の悩みを解消するには、感情をコントロールしようとするよりも、感覚からアプローチしたほうが、早く解決できることもあります。アロマや心地いい音楽、触り心地のいい素材などに触れること、おいしいと感じるものを食べることなど、五感を刺激することが、更年期を過ごしやすくする日々のヒントになるかもしれません。

かおり先生からひとこと

「ポジティブシンキング」よりも、「ポジティブセンシング」を大切に♪ おいしいものを食べたり、好きな香りを楽しんだり、大きな声を出してみたりしましょう。まずは体から心地よさを感じることが大切です。

無理矢理ポジティブに考えなくていい

メッセージでよく「ネガティブ思考から抜け出せない」という内容をいただきます。ネガティブ感情をポジティブに置き換えられないと「自分は変われない」と思い込んでいる人がいますが、悩まなくても大丈夫です。

身体が無意識にストレスを解消していると伝えましたが、この無意識の行動がホルモンとも密接な関係にあります。身体を動かせば血流がよくなりますが、血流にのってホルモンは移動し、適切に働きます。

女性はショッピングが好きですよね。ショッピングでワクワクする、テンションが上がるのはドーパミンが出ているので、気持ちが高揚するためです。

デートのときは、オキシトシンやアドレナリンが出て、ドキドキしたり、信頼関係が深まったりします。これらはすべてホルモンの働きのおかげです。

とあるセールスレディの方のお話です。92歳という年齢で、現役で活躍されているというのです。その方が、「お客さまが喜んでいただくことが自分の元気の源です」とおっしゃっているのが印象的でした。

お客さまとのコミュニケーションによって、オキシトシンや成長ホルモンが出て、若々しくいられるのではないかと感じました。無理やりポジティブに考えようとするのではなく、日常の仕事を通じて、アンチエイジングに効果的なホルモンが出ているのでしょうね。とても、興味深いお話でした。

かおり先生からひとこと

ホルモンがあなたをサポートしてくれます。ホルモンを味方につければ、気分も明るくなり、若々しさにもつながりますよ♪

社会環境、家庭環境の変化と重なる更年期

更年期は、身体の機能が変化する期間です。さらに、更年期世代は、仕事でのキャリアアップ、ステップアップなどの変化があるときでもあります。

また、人によっては介護が始まったり、子育てがひと段落したり、生活環境の変化もある世代ではないでしょうか。変化というのは、よくも悪くもストレスとなります。

このように、身体と生活環境の変化が一気にやってくる期間でもあります。思春期も身体の変化はありますが、社会的に背負うものやとりまく環境が、更年期世代とは大きく違いますよね。

更年期は、ホルモンの変化に加えて、ストレスを感じやすい時期が重なってしまうため、身体と心の不調が現れやすくなるのです。症状の出方が強い人と弱い人がいま

すが、症状が強くても、自分が悪いと責めないでください。

私自身、更年期に感じたことは「私って、こんなにできない人だった」ということでした。もっと仕事をサクサクこなすタイプだったと思うし、徹夜も平気だったはずなのに……。「怠け者になったのかな」と、自問自答したこともあります。

強い症状を感じる方は、子育て、仕事、介護などさまざまな変化の要因がプラスされるからかもしれません。さまざまな環境の中で迎える更年期。たいへんな状況の中で、あなたは頑張っているのですよ。

かおり先生からひとこと

毎日、多くのことを抱えながら頑張っているあなた。本当にすごいことだと思います。でも、どうか無理せずに、ときどき自分をいたわる時間を持ってくださいね。自分のペースでゆっくり進むことが、心と身体にとって大切なのです。

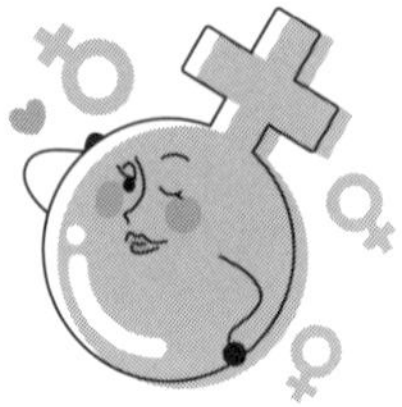

エストロゲン

第3章

更年期は つらい？楽しい？

海外では閉経パーティー!?　日本との文化の違い

海外では閉経を新たな人生のスタートとして「閉経パーティー」を開催し、お祝いすることもあるようです。インターネットの記事で、ロンドン在住の心理療法士の記事も見かけました。生理がなくなることで、生理痛やＰＭＳに悩まされなくなったり、生理のサイクルを気にせずに旅行の計画を立てやすくなったり、いつでも白い洋服を楽しめたりするという内容でした。

対して、なぜ日本では、そのように考えられず、隠したい気持ちが強くなるのでしょうか？　それはきっと、閉経＝女性ではなくなる、というネガティブな気持ちが働いているからではないでしょうか。

そもそも、「女性ホルモン」という通称がいけないと思いませんか（笑）？　「女性ホルモン」がなくなるというイメージだから、男性は女ではなくなると思うようで、理解が得られませんし、女性も悲しく、認めたくない気持ちになります。

また、生理休暇こそ一般的になってきましたが、「更年期休暇」はありませんよね。更年期症状は、人によっては動くのもつらいほどです。そのため、思うように休めず、結局更年期で離職しなくてはいけないとなれば、会社にとっても損失だと思います。

社会的背景の影響か、女性もまた更年期をネガティブに考えがちです。海外では更年期休暇のある国もあり、日本の対応は一歩遅れているような気がするのです。ただ、日本でも更年期の症状に対する理解が進み、会社にとって戦力になる年代であることから、配慮する動きが見られるようになってきています。

かおり先生からひとこと

海外では、「更年期から充実した人生を送れる」と歓迎ムード。日本でもその日は近い!?

社会の見方が変われば女性はもっと幸せになれる

女性のライフスタイルやライフステージの変化について、日本でも前向きな動きが見られるようになりました。令和６年２月に経済産業省が、妊娠、出産、ＰＭＳ、更年期などにより女性が離職することで、３・４兆円の損益があると発表したのです。

これを受けて、同年３月には、厚生労働省が各大手企業に向けて、女性職員へ対して女性特有のトラブルに関して取り組みを行うよう通達が行われました。女性の活躍を応援するアプローチに、政府が動きを見せたのです。

国際的に10月18日が「世界メノポーズデー」として定められたことも、オープンな雰囲気になった背景といえると思います。メノポーズとは、閉経のことで、更年期の健康に関する情報を提供する日として、世界的にも更年期の意識を高める取り組みがされるようになりました。

もちろん、すぐに変わるわけではありませんが、やっと社会や時代が変わってくるのかなという希望が見えてきました。更年期で休職や離職することは、会社にとって損失でしかありませんので、職場での理解が得られるようになるといいと思います。実際、会社の中での女性の戦力が、男性社会で無視できないものとなっていることは明らかでしょう。男性と戦うのではなく、女性の特質を生かせるシチュエーションはたくさんあると思っています。

たとえば、気づかいなどの、女性ならではの感性は職場の作業効率を上げると思うのです。更年期世代の女性が輝く世の中は、もっと発展が望めるはずです。

かおり先生からひとこと

更年期に対する理解が世界的に深まってくれれば、女性の活躍もめざましいものになるに違いありません。

女性VS女性の「閉経マウント」

閉経マウントのトピックは、インスタグラムでも反響の大きいもののひとつです。「個人差があってあたりまえなのに、意味がわからない」「そのようなマウントがあるのですね」など、フォロワーさんからたくさんのコメントをいただきます。

閉経マウントは、悲しいことに同じ女性が女性に対して行います。人は誰しも他人よりも優位に立とうとする気持ちがあり、それで優越感を得ようというのでしょう。

生理があるということは女性ホルモンの恩恵を受けていますので、生理があったほうがもちろん健康面ではメリットになります。しかし、若くして閉経したからよくないとか、55歳で終わったから女性らしいというわけではありません。

女性であればいずれは全員が閉経します。閉経後は薬の服用や注射などで女性ホルモンを補充することもできますし、徐々に適応した身体にもなっていきます。

ただ、相手はマウントをとっているつもりではない可能性もあります。何の気なしに放った言葉が、「第二の思春期」といわれる更年期の女性の、傷つきやすい心に刺さってしまったとも考えられるのです。

「私は今、『第二の思春期』を迎えているから、心が傷つきやすいのだわ」と、自分の心を優しく抱きしめるような気持ちを持ちましょう。傷つきやすい心の状態もまた、ホルモン分泌の変化でもあるのです。

かおり先生からひとこと

更年期は「第二の思春期」と呼ばれるナーバスな期間です。言うほうも言われるほうも、閉経マウントが存在することを心に留めておいてくださいね。

ホルモンバランスを整えるために できること

更年期は、女性ホルモンが減少し、ホルモンバランスが崩れるようになります。ホルモンがアンバランスになると、気分の落ち込みがあったり、疲れやすくなったり、太りやすくなったりと、さまざまな症状が出やすくなります。

ホルモンは血流により、身体のさまざまな場所に運ばれます。血行不良だと、ホルモンの流れも悪くなりますから、ちゃんと届けるためには、血流改善が効果的です。血流がよくなるとホルモンバランスが整いやすくなります。ホルモンが身体のすみずみにしっかり届くと、必要なタイミングと場所で効果を発揮します。自律神経も整い、症状の改善や緩和が期待できるのです。

更年期症状を緩和する手段のひとつとして、まず、血行促進を心がけてみてください。血行を促すには、身体を温める「温活」がおすすめです。入浴はもちろん、手浴、足浴は、手軽で効果的です。

足浴よりも手浴のほうが、体温が上昇するといわれています。身体を動かすことでも血流アップは望めますので、ヨガや散歩などの運動系もいいですね。

また、血行不良の原因に、ストレスもあげられます。ストレスを感じると血管がギューッと縮こまり、血行が悪くなります。身体を温めながら、ストレスケアにも目を向けられるといいですね。更年期は特にストレスを溜めやすいため、身体をリラックスさせるための対策を講じましょう。

かおり先生からひとこと

温活はホルモンの分泌をスムーズするという点でも、有効なケアです。

更年期とホルモンの深い関係

更年期を心地よく過ごすための鍵は、ホルモンバランスを整えることです。バランスが乱れると不調が起きるということは、逆にホルモンを味方にしてバランスの崩れを防げると、気分の安定、体調や体重の管理がしやすくなります。

血行促進でもホルモンバランスが整うとお伝えしましたが、そもそも私たちの身体は、１００種類以上ものホルモンの働きにより、元気に過ごすことができています。それぞれのホルモンの分泌は、少なくても多くてもよくなく、バランスが整っていることが大事です。

コルチゾールを例に、ホルモンバランスについてお話ししましょう。コルチゾールは「ストレスホルモン」といわれ、ストレスを感じると副腎から分泌されます。

ストレスが大きいとコルチゾールを大量に必要とするため、分泌に多くのエネルギーを消費します。そのため身体全体の疲労感だけでなく、副腎疲労にもつながり、不調が起きやすくなります。反対にコルチゾールが少ないと、ストレスに対処しきれないので免疫力が落ち、体調を崩しやすくなるのです。

こういったホルモンを出すように司令を出したり、バランスをとったりしているのは、脳です。脳からの司令がきちんと出るようにするためには、脳がリラックスしていることが大事になります。身体がリラックスすれば、自ずと脳もリラックスするので、身体をリラックスさせてあげましょう。

ただシンプルに、「リラックス」することを心がけてください。そんなに簡単なことでいいの？ と思われるかもしれませんが、リラックスできれば更年期症状はかなり楽になります。ただ、リラックスする方法がわからないという人もいますし、逆に情報過多の時代、運動がいい、食べ物が効果的、などと情報に振り回されてしまう人もいます。

特に、更年期の不調があるときに、「〇〇がいい」といわれても、思うようにできないこともあるでしょう。ストイックに取り組むことが難しいこともあります。前述したように、真面目な方は、できない自分を責めてさらに不安になることがあるかもしれません。

更年期症状を緩和するためには、特別なことをしないといけないと考える方が多いようです。以前の私もそうでした。ヨガを始めてみたり、ジムに通ったりしましたが、なかなか継続できませんでした。

実際に、この時期は身体がだるく、思うように動けなかったり、気分が落ち込んで何もできなくなったりします。いろいろなことを試して挫折した今だからお伝えできるのは、更年期だからといって特別なことをする必要はないということです。何かしよう、ケアをしようと考えることが、かえってストレスになるからです。

自分をいたわる時間をつくることがリラックスにもつながります。あなたが心地よいと感じることはなんでしょう？　しんどくなったときは、自分のご機嫌をとりましょう。どうぞ、自分を大事にする時間をつくってください。

かおり先生からひとこと

幸せホルモンを味方に、リラックス、快眠できる身体を手に入れてくださいね。

幸せホルモンを上手に使う

3大幸せホルモンと呼ばれるものに「オキシトシン」「セロトニン」「エンドルフィン」があります。それぞれに特徴がありますが、これらが分泌されることで、癒やされる、リラックスできる、幸福感を得られる、気持ちが安定するなどの作用があり、更年期症状の落ち込みや不安感を和らげることができます。

オキシトシンの分泌を促すのに効果的なのは、「触れる」ことです。一般的に赤ちゃんとの触れあいや授乳によって高まるといわれています。しかし、パートナーや子ども、ペットとの触れ合いでも分泌されます。

触れ合いがなくても、一緒にいること、たとえば、映画を一緒に観ることなどでも多く分泌されるといわれています。一緒に時間を過ごすことで、気持ちが安定して安心感をもたらすのです。

もちろん先述したとおり、育てることもオキシトシンが増えます。動物でも、植物でもいいですし、推し活でも、オキシトシンを分泌することができます。

あとは、音楽を聞く、デートでドキドキする、泣くことや笑うことでも分泌が促されます。泣いたあと、何だかすっきりした経験はありませんか。あれは、オキシトシンの影響です。つらいときは我慢しないで泣いたほうが、更年期のストレスが軽減され、心の健康が保たれるようになります。

また、オキシトシンは、ストレスホルモンと呼ばれるコルチゾールの過剰な分泌を抑制する働きがあり、ストレスに対する身体の反応を穏やかにします。これにより、更年期における不安感やイライラを和らげる効果も期待できます。

「愛情ホルモン」ともいわれるオキシトシンですが、出過ぎると攻撃的になる作用があります。その例が、産後のママです。

出産の経験がある方は、産後、ついつい旦那さんにあたってしまったということはありませんか？　愛情ホルモンが過剰に分泌されるためか、夫婦であってもしょせんは他人ですので、本能的に自分の子どもを守ろうと攻撃的になります。

しかし、更年期世代は過剰に分泌される心配はほとんどありません。しっかり分泌を促し、身体をリラックスさせて、更年期症状が緩和されるといいと思います。

セロトニン（脳内伝達物質）も幸せホルモンで、脳でつくられるものと腸でつくられるものの、2種類があります。同じセロトニンでも違う性質を持ち、どちらも大事で、更年期の心身の健康を支える重要な役割を果たしています。

セロトニンの90％は、腸でつくられます。腸でつくられたセロトニンは、胃腸の働きを整え、消化を助けます。食物繊維の多い食材や腸活によって、腸内環境が整うと、セロトニンの分泌を促すことができます。

残りの10％のセロトニンは脳でつくられ、イライラを抑えたり、ストレスやうつ症状を緩和したりします。また、脳が疲労すると、セロトニンの分泌量が減るので、デジタル社会で脳疲労の多い現代では、分泌が少なくなっています。

分泌が少なくなると気分が不安定になるので、朝日を浴びる、規則正しい生活を心がける、リズム運動をする（28ページ）、深呼吸、瞑想、温かいお風呂でリラックスするといったストレスケアを心がけて、分泌を促進してください。食いしばりは、ストレスと連動しますので、前出しているストレス筋のケアを取り入れてください。

エンドルフィンは、「脳内モルヒネ」とも呼ばれる鎮痛効果のあるホルモンです。ケガをしたときにはエンドルフィンが分泌され、痛みを和らげるといいます。

痛みを和らげる一方で、心地いいと感じたり、楽しいと感じたりしたときにも出ます。たとえば、おいしいものを食べたときや、お気に入りの服を着て気分が上がったときに分泌されます。

また、凝った場所をマッサージなどでほぐされ、痛気持ちいいと感じるときにもエンドルフィンが出ています。ランナーズハイのような達成感や快楽を感じたときにも増えるホルモンです。

[幸せホルモンを利用して気分の安定を図る]

オキシトシンの分泌を促す

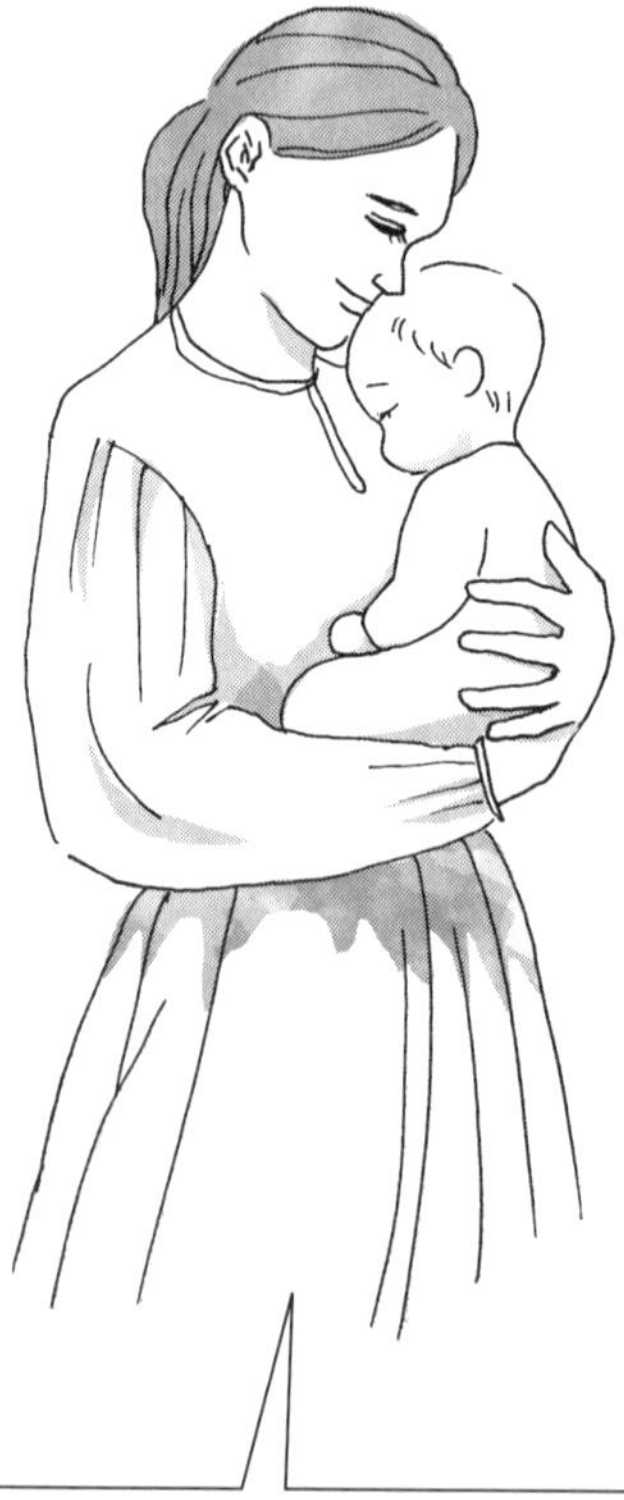

親子、夫婦、ペットなどとの触れ合いにより、愛情ホルモンとも呼ばれるオキシトシンが分泌される。優しい言葉をかけることでも分泌される。

かおり先生からひとこと

幸せホルモンの分泌を促して、リラックスすると更年期症状が楽になります。

エンドルフィンの分泌を促す

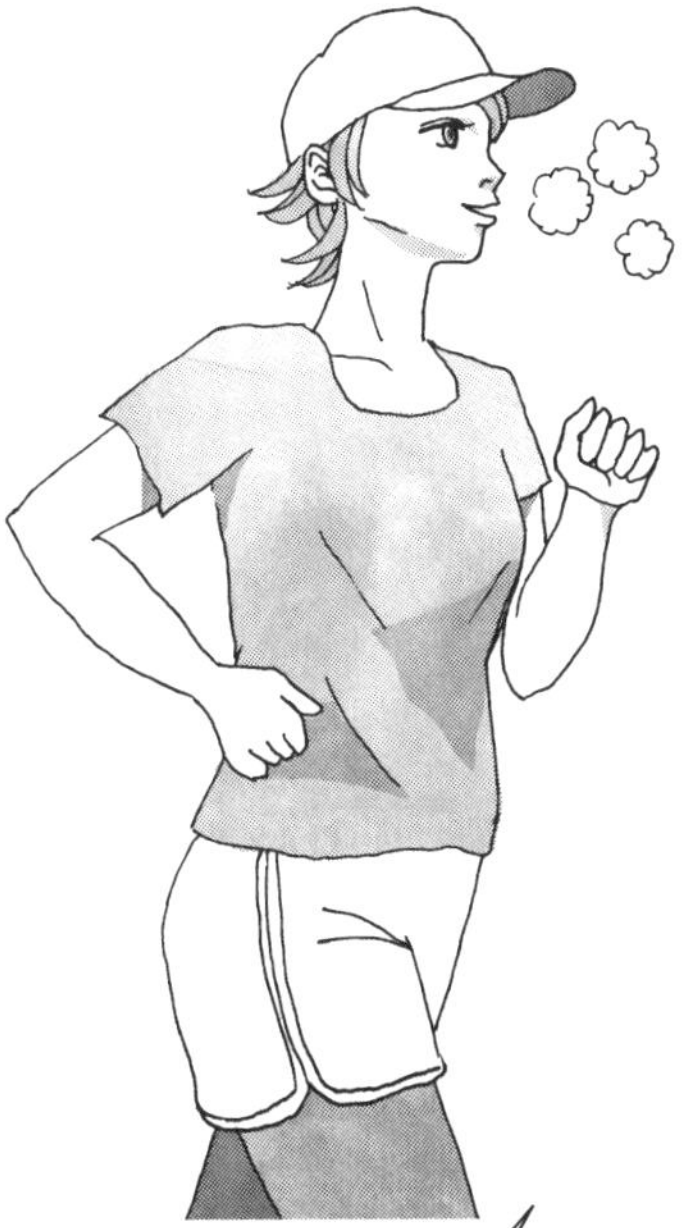

幸せホルモンと呼ばれるエンドルフィンは、痛みを和らげる「脳内モルヒネ」としての効果もある。マラソンなど苦しい状況で快感を覚えるのは、脳内のストレスに対抗するために、エンドルフィンが分泌されるから。おいしいものを食べるとき、性行為の際にも分泌量が増える。

疲れの質でリラックス方法を変える

私は、セラピスト養成のスクール運営をしており、生徒さんたちによく、昔とは「疲れの質」が違ってきているという話をします。疲れの質が変化しているから、お客さまへのアプローチも変える必要があると思っています。

変化の要因に、生活環境があります。実際、これだけ生活が便利になっているにも関わらず、現代人は、とても疲れている人が多い印象があります。

ひと昔前は、家事にしても、洗濯機といえば二層式が主流で、洗濯物を洗濯槽から脱水層に移すのもなかなかの労働でしたが、今ではほとんどが全自動です。掃除も、掃除機が重く、汗ばむような労働でしたが、今では体力を使わずにボタンひとつでお掃除ロボットが部屋をきれいにしてくれます。

血行がよくなるとホルモン分泌がスムーズになり、バランスを整えることができるとお伝えしました。昔は、家事が肉体労働となっていたことで、自然とホルモンのバランスを整えることができていたのかもしれませんね。そして、体力を使っても、お風呂に入って一晩寝たら、疲れがリセットできていたのでしょう。

では、現代の疲れはどうでしょうか。朝からだるさを感じることはないですか？ 生活環境の変化で、疲れの質も変化しました。肉体的な疲れに、脳疲労がプラスされています。脳疲労は、精神的なストレスにも左右されます。

前の項目で、脳疲労について触れましたが、明らかに脳の疲れは加速しています。特に現代人は、脳の処理能力のキャパシティをオーバーしがちです。一説によると、1日の情報量は江戸時代の1年分、平安時代の一生分ともいわれているそうです。

脳疲労の原因は、ストレスに加え、パソコンやスマートフォンなどによるデジタル化です。特にスマートフォンは、ただ見ているだけも脳は情報処理で絶えず働き、過労状態となっています。

脳疲労はホルモンバランスの乱れを引き起こすので、更年期症状も出やすくなります。昨今、スマートフォンなどのデジタル機器を意図的に遠ざける「デジタルデトックス」がすすめられているように、時代に合わせて身体をリラックスさせる方法も変わってくるのかもしれません。

かおり先生からひとこと

脳疲労は、更年期症状の悪化にもつながりかねません。時には、デジタルデトックスを！

更年期の症状は遺伝する？

更年期の症状に遺伝的要因が一定の影響を与えることは否定できません。でも、それ以上に重要なのは、ライフスタイルや環境です。このことが数多くの研究から明らかになっています。

たとえば、喫煙や飲酒、運動不足などの生活習慣は、ホルモンバランスに悪影響を与え、更年期症状を悪化させるリスクが高いといわれています。一方、バランスのいい食事や適度な運動の習慣は、ホルモンバランスを整え、更年期症状を軽くする効果があります。

あるとき、母にどのような更年期を過ごしたのか、質問してみました。すると、「更年期を感じたことがほとんどない」という答えが返ってきました。

閉経しているのだから更年期自体はあるのですが、つらい症状を感じていなかったというのです。さらには「当時の私は、更年期を感じないほど忙しかった。つらいと感じるのは、あなたの気持ちが緩んでいるのでは？」と言うのです。

悪気はないのでしょうが、このときほど母に反発したことはありません。今となっては笑い話ですが、本当は、「しんどいよね、頑張っているよね」という声がけをしてほしかったのです。

更年期と遺伝の話に戻すと、性格に関しては、遺伝の影響を受けることがあります。外向性や内向性、神経質といった特性は遺伝が強く影響します。

そのことに加えて、家族一緒に暮らすことで環境や生活習慣は引き継がれていきます。症状は遺伝によって影響される面もありますが、むしろ、ライフスタイルや環境が大きく左右しているのです。

したがって、健康的な生活習慣やポジティブな環境を整えることで、更年期をより快適に過ごし、個人個人の性格を活かしながら生活することを目指しましょう！

かおり先生からひとこと

親から引き継いだ生活環境や嗜好性に問題があると感じたら、健康的なものに変えて「親の影響」から抜け出しましょう。

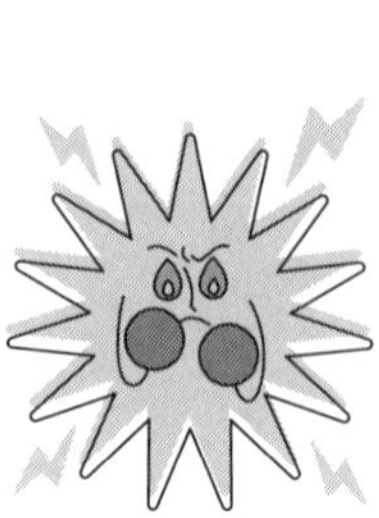

アドレナリン

第4章

フォロワー10万人の知恵「私はこうして乗りきった！」

こんなとき、トイレでどうしていますか？

これまでのインスタグラムの発信で、反応がよくてびっくりしたのが「尿の拭き方」です。更年期と関わりがないことのように感じますが、年齢を重ねると免疫力が下がり、デリケートゾーンの常在菌が減って膀胱炎になりやすくなります。さらには、においも気になるようになります。においの原因が、尿漏れ？と心配される方もいますが、多くは尿の拭き残しが原因です。

また、更年期になると頻尿になり、トイレに行く回数が増える傾向があります。デリケートゾーンを拭く回数が増えれば、もともと皮膚が薄い部分なので、乾燥して皮膚を傷つけたり、かゆみが出やすくなったりするリスクも高まります。

拭き方を工夫するだけで、尿の拭き残しが減るだけでなく、においが気にならなくなります。

【尿の拭き方のポイント】

トイレットペーパーを3~5秒、陰部に押し当て残尿を吸収させます。拭こうとすると動かしてしまうため、押さえるだけで決してこすらないように。

最近では、自宅に限らずシャワーつきのトイレが増えました。排尿時にシャワーを使用する人もいると思いますが、デリケートゾーンに存在する常在菌や皮脂まで洗い流してしまうこともあります。常在菌は感染などから肌を守る役割があり、シャワーの使いすぎは、皮膚バリアを低下させる可能性もありますので、まずは、正しい拭き方をマスターしてください。

かおり先生からひとこと

トイレットペーパーは柔らかい質感で、水分を吸収しやすい2枚重ねがおすすめです。

閉経のサインも十人十色

閉経のサインに気づいていますか？　女性ホルモンが減るにつれて、生理にも変化がみられます。閉経前の生理周期は人それぞれです。いくつかタイプがあることを知っておくと、あわてずにすみますし、不安にもなりませんよね。

たとえば、少ない量でダラダラと出血が続くタイプの人がいます。このタイプの場合、人によっては一か月ほど出血が続くことがあります。

また、周期も経血量も毎回変わる人や、徐々に周期が長くなり、量が減っていく人もいます。そうかと思えば、数か月生理がなかったのに急に出血がある人、前の月までサイクルどおりだった人が突然終わるということもあり、周期の変化にはいろいろなタイプがあります。

ちなみに、「かおり先生の閉経のタイミングは、どうでしたか?」という質問をよくいただきます。私は一気に出血量が増えたので、「ドバドバタイプ」と勝手に名前をつけています(笑)。

生理も同様ですよね。3日で終わる人もいれば、1週間で終わる人もいます。生理痛が重い人もいれば、軽い人もいます。生理にいろいろなケースがあるように、閉経のタイプも人それぞれです。

また、生理の変化だけではなく、心と身体の変化が症状として現れてくるのも閉経のサインです。身体や気持ちの変化も知っておくと、不安を軽減できるのではないかと思います。

かおり先生からひとこと

閉経のサインも生理と同じ。人それぞれなので心配しないで。

「におい」と「肥満」の悩みはホルモンのせい

女性ホルモンは、汗や皮脂を調整してくれる役割もあります。ホルモンの乱れによって更年期は汗をかきやすくなります。

若いときは、桃の香りを思わせる甘いにおい成分ラクトンを分泌しており、汗をかいても臭くなりにくいのです。しかし、更年期はラクトンが減り、さらに汗や皮脂を調整するホルモンが減って、汗をかきやすくなり、汗が酸化して加齢臭を発します。

さらに追いうちをかけて、代謝が悪くなりますので、汗をかいたり、むれたりすると、菌が溜まりやすくなります。特に、デリケートゾーンは、においが発生しやすくなります。

ストレスを感じてイライラすると、皮膚表面から皮膚ガスのようなものを発生させます。皮膚ガスの要因は、ストレスだけでなく、加齢や体調、食事などにも左右されます。

「更年期太り」も多くの方が関心を持っているようです。もともと女性は太ることに敏感ですが、更年期になると空気を吸っただけでも太るともいわれるほど、体重が増えやすくなります。私自身更年期を過ぎて、現在人生において過去最高の体重になりました。二の腕はぷよぷよしていますし、お腹にも肉がついています。

ただ、皮下脂肪は、卵巣に代わって女性ホルモンをつくります。女性ホルモンの減少を皮下脂肪が補ってくれていると考えると、更年期以降の無理なダイエットは若さを保つうえでも、身体にはよくないといえます。

かおり先生からひとこと

身体を清潔に保つほか、ストレスを溜めないこともにおい対策には有効。「小太りのほうが長生き」という説は、女性ホルモンの観点で若さの維持になって正解。

これも更年期症状！

更年期症状で意外と多いのが「悪夢」です。更年期に入ると、女性ホルモンが減少して睡眠ホルモンである「メラトニン」生成にも影響します。そのことで、睡眠リズムが変化し、睡眠の質が低下することが原因となって、悪夢をみるようになるのです。悪夢は、目が覚めたときに疲労感がありますし、動悸がすることもあります。入浴やセルフケアなどで改善することもありますので、寝る前に身体をリラックスさせて、睡眠の質を上げるようにしましょう。

「おば声」といって、張りのない低い声になるのも更年期世代特有の現象です。声は声帯が振動させることで出ますが、ストレスを感じていると、声帯付近の筋肉がかたくなってしまいます。すると振動数が少なくなり、声のトーンが低くなるのです。

喉のまわりの筋肉を緩めるといいので、手の平を密着させて、上から下へさすってみてください。首の皮膚は薄いので、こすらないようにしてくださいね。

また、おならも増えます。女性ホルモンの低下によって、自律神経が乱れ、消化器系の機能が低下します。腸内環境がアンバランスになると、ガスが溜まっておならが出るようになります。

更年期では女性ホルモンのエストロゲンが減少し、膣内が乾燥することもあります。骨盤底筋の衰えと併せ、尿失禁やセックスの際に痛みを伴うなどの症状も起こりやすくなります。

かおり先生からひとこと

更年期の女性ホルモンの減少は、思わぬところに影響が出ます。身体の変化のパターンを知っておくことで、不安を感じずにすみます。

ストレスを感じたとき、気持ちを切り替えるセルフケア

忙しいときや疲れたときに、「あー、温泉に行きたい！」と、思わず大きな声を出してしまったことはありませんか？
それは、温泉に入ることで、実際、癒やされた経験があるからです。また、大きな声を出すこともよく、大声を出すことは、脳の刺激になり、心身をリラックスさせてくれるのです。やけ食いを推奨するつもりはありませんが、ストレスの感情が引き金となって食欲が増し、食べることで気持ちが満たされることもあります。

他者とのハグに限らず、自分自身で身体をさするだけでも不安が取り除かれたり、リラックスできたりします。タッチング研究の第一人者である山口創先生の文献によると、身体心理学では、触れることでオキシトシンが分泌され、身体から感情に訴え、

ポジティブに導くことができるといわれています。

実は脳は、自分で言った言葉と他者から言われた言葉を区別することができません。「頑張ったね」と自分の口で発しても、他人から褒められたと感じ取り、自己肯定感が上がって気持ちが前向きになれます。

特に、更年期世代は、あまり褒められることがありませんよね。でも、ときにはねぎらってほしいと思いませんか。それならば、自分で褒めていたわってあげればいいのです！　心の中で「頑張った」と唱えることでも同様の効果があるといいます。

入浴する、大きな声を出す、自分で自分をさすっていたわるなど、どこかへ出向かなくても、リラックスできる手法はあります。次ページに、1分でできる簡単なセルフケアをご紹介します。更年期世代のつらい症状や心の疲れにアプローチできるので、覚えていてくださいね。

ほかにできるケアとしては、食いしばりでかたくなりやすい口のまわりの筋肉（口

[1分間セルフケア]

自分のために時間を使うことが更年期ケアになるとお伝えしましたが、ここでは、簡単に1分間あればできるセルフケアをご紹介します。

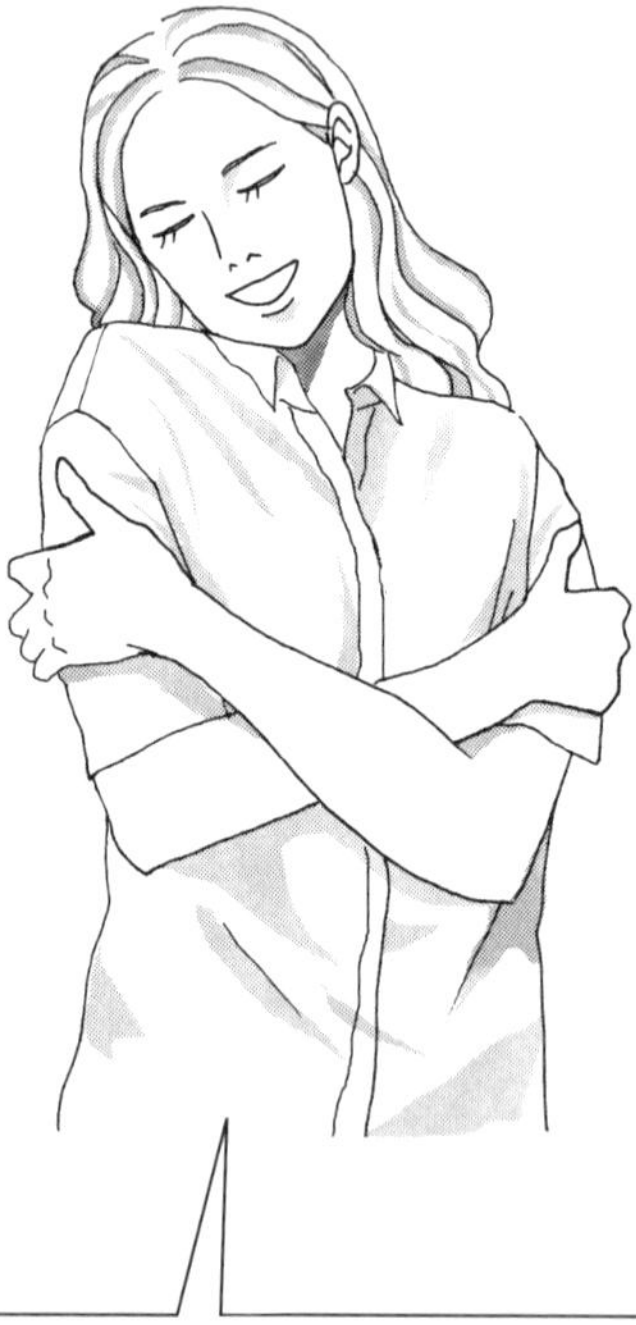

「よく頑張ったね」と自分で自分をさすりながら、褒める。触れることでオキシトシンが出て、ポジティブな言葉もインプットできる。

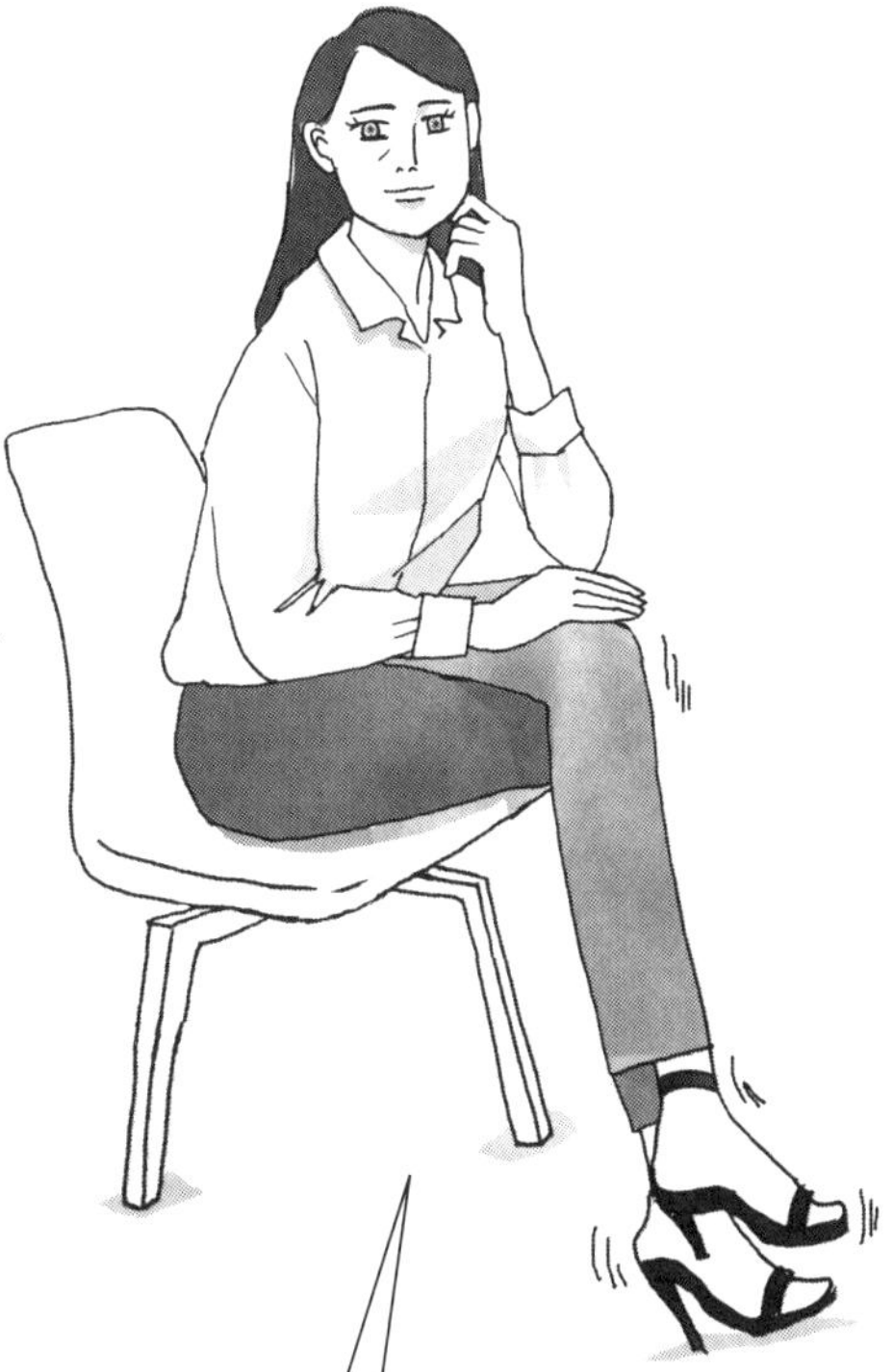

リズム運動である「貧乏ゆすり」もおすすめ。見た目はあまりよくないが、オキシトシンを出しながら、リンパの流れも改善される。なにより簡単にできる。

輪筋）をほぐすこともおすすめです。筋肉を緩めるとリラックスにつながりますが、速い動きではなく、ゆっくり動かすようにしてください。顔や頭部のケアをするときは手を皮膚に密着させ、皮膚を擦らないようにしましょう。

かおり先生からひとこと

1分間と時間を決めることで、続けやすくなると思います。

更年期のお悩みQ&A

ここでは、SNSでよくいただくコメントに対して、私なりのアプローチをいくつかご紹介します。

お悩み1 疲れやすく外出するのもおっくうになっています。さらには、身体がだるく、夕飯の支度をしたくありません。

お答え お惣菜を買うのもいいですよね。お惣菜も、誰かが心を込めてつくった料理ですから、自分でつくれないときには、その愛情のこもった手作りのお料理をいただくのも、十分に素晴らしい選択だと思います。無理をせず、自分の身体と心を優先して、少しでも楽に過ごせる方法を選んでくださいね。

お悩み2　朝、起きられません。

お答え　朝、起きられないのは、本当につらいですよね。もしかしたら、睡眠の質が少し悪くなっているのかもしれません。体温が高いと眠りにくくなるので、眠る1時間前までにお風呂に入るのがおすすめです。

また、睡眠に大切なメラトニンというホルモンがうまく分泌されていないことも考えられます。朝、無理のない範囲で少し早めに起きて、朝日を浴びてみるのもよいかもしれません。朝日を浴びることでメラトニンの生成が促され、夜には自然と眠くなることがあります。

もちろん、起きてみたものの、どうしても身体がつらいときは、もう一度横になっても大丈夫です。無理をせず、自分に優しくしながら少しずつ整えていきましょうね。

みんなの更年期対策を教えて！

更年期症状は人ぞれぞれですが、対策も千差万別です。ＳＮＳのフォロワーさんは、つらい症状をどのように乗り越えているのでしょうか。そこで、実際に質問を投げかけてみました。

質問１ 気分が落ち込んだとき、気持ちを変える方法は？

回答のまとめ

アロマセラピー／友達とのおしゃべり／愚痴を吐き出す／気持ちをノートに書く／散歩／踊る／走る／ジムへ行くなど身体を動かす／カラオケ／神社参り／健康ランドへ行く／映画を観る／とにかく眠る／ケーキや甘いものを食べる／お酒を飲む／推し

活（私も好きな俳優さんのドラマを欠かさず観ています）／ひたすら掃除をする／好きな音楽を聞く／ペットとの触れ合い／お笑い番組やライブなど笑えるものを見るなど。

さまざまな方法で気分を切り替えることができますね。これだけたくさんの選択肢があると、そのときの気分や状況に合わせて試せることがたくさんありそうです。あなたにとって、気分を少しでも楽にするために取り入れられそうなことは見つかりましたか？　無理せず、自分が心地よく感じる方法を見つけて、少しずつ気持ちを切り替えていけるとよいですね。

質問2　若々しさをキープするためにやっている習慣は？

回答のまとめ

多く見られたのが、身体を動かすヨガやストレッチなどの運動系と、フェイスや頭皮のマッサージケア、肌や髪、首のお手入れ、日焼けをしないように心がけるなどの美容系の2パターンです。

その他に次のような声もありました。

笑うこと／おしゃれを楽しむこと／自分をおばさんと思わない／もう歳だからと言わない／腸活／姿勢に気をつけている／憧れの人のインスタグラムを見て取り入れられそうなことに挑戦する　など。

皆さんが若々しさをキープするために取り入れている習慣は、運動や美容ケアだけでなく、笑うことやおしゃれを楽しむことなど、心の持ち方も大切にされているんですね。「自分をおばさんと思わない」「もう歳だからと言わない」という前向きな姿勢も、若々しさを保つ秘訣のひとつです。あなたもぜひ、自分に合った習慣を取り入れてみてください。

質問3　忙しい中、自分の時間をどのように確保している？

回答のまとめ

正直、私も自分の時間をつくることが本当に難しくて、苦労した覚えがあります。仕事を持っている女性なら、経験しているかもしれませんね。でも、ほんの少しでも自分の時間を確保できると、それだけで心が軽くなる気がします。

皆さん、それぞれ工夫されていますね。無理なく、自分に合った方法で、自分の時間を大切にしてくださいね。

自分の時間をつくれている方たちからは、以下のお声をいただいています。

スマホやテレビを見ない／家事を手抜きする／朝早くや夜に時間をつくる／自分の部屋にこもる／お風呂で動画を見たり、音楽を聞いたりする／瞑想の時間をつくる／休日の予定に組み込む　など。

無理矢理つくるという声もチラホラありました。

質問4 ストレス解消法は？

回答のまとめ

眠る／運動をする／お風呂にゆっくり入る／おしゃべり／掃除／推し活やライブに行く　など。

気分転換とストレス解消は似た対策をとっているのですね。ほかには次のようなこともありました。

お気に入りのカフェに行く／友人とランチをする／ドライブをする／ショッピング／歌う／笑う／孫の動画を観る　など。

ストレス解消法が見つけられず、溜まる一方という声も少なくありませんでした。私もその気持ちがよくわかります。でも、多くの方が共有してくださった方法が、少しでも参考になり、今後のヒントになるとうれしいです。無理せず、自分に合った方法を見つけて、少しずつストレスを解消していけるとよいですね。

質問5 健康のために、欠かさず食べているものは？

回答のまとめ

ご飯に雑穀などを混ぜる／味噌汁、梅干し、納豆などを積極的に取り入れる　など。

健康的な食事として、和食に関するコメントが多い印象でした。そのほかは次のとおりです。

タンパク質を意識する／食物繊維が豊富な食材をとる／ヨーグルトやチーズなどの発酵食品を食べる／青汁を飲む／果物や旬の食材をとる／抗酸化力のあるサジーを食べる／ザクロをとる（私も愛飲しています）／ミネラル成分の多い硬水やシリカ入りなどの水　など

私もザクロを愛飲していますが、たくさんの方々がそれぞれ工夫されているのを見て、新たな発見がありました。健康的な食生活は、自分に合った方法を見つけて、楽しく続けていくことが大切ですね。

ストレスはこまめに解消

更年期世代のお悩みで一番多いのが、メンタルの問題です。日本人女性は昔から、我慢が美徳と思うところがあり、我慢をして耐えて、隠すことがいいことだと思って生きている気がします。

メンタルの要因となるのがストレスです。更年期でなくても、生きていればある程度のストレスはありますが、更年期になると「ホルモンの乱れによるストレス」と「生活環境の変化によるストレス」の、ダブルのストレスを抱えることになります。

ストレスを感じるとストレスホルモンと呼ばれる「コルチゾール」を分泌します。コルチゾールは、身体がストレスを感じると副腎から分泌され、エネルギーの供給や損なわれる免疫のサポートをします。

コルチゾールが体内で合成される際、活性酸素が発生します。活性酸素は細胞を傷つけ、酸化を促進させるのですが、臓器が健康であれば抗酸化作用で除去されます。しかし、年齢を重ねると除去できずに体内に溜まるようになります。

酸化は身体にとっていいことはひとつもなく、老化を加速させる原因となります。繰り返しになりますが、更年期はストレスがかかりやすい世代です。極力ストレスを溜めない生活をすることが大事になります。

ストレスを感じたら、こまめに解消してリラックスしてください。これまでにご紹介した幸せホルモンを分泌させる方法や、1分間のセルフケア、家族やペットとの触れ合いなど、できることからぜひ取り入れてみてくださいね。

かおり先生からひとこと

ストレスケアはできることから取り入れてください。そうすることで、身体が元気になり、肌がうるおい、見た目年齢まで変わるかもしれません！

第5章

実践者たちが絶賛！「毒だし呼吸」と「毒だし日記」

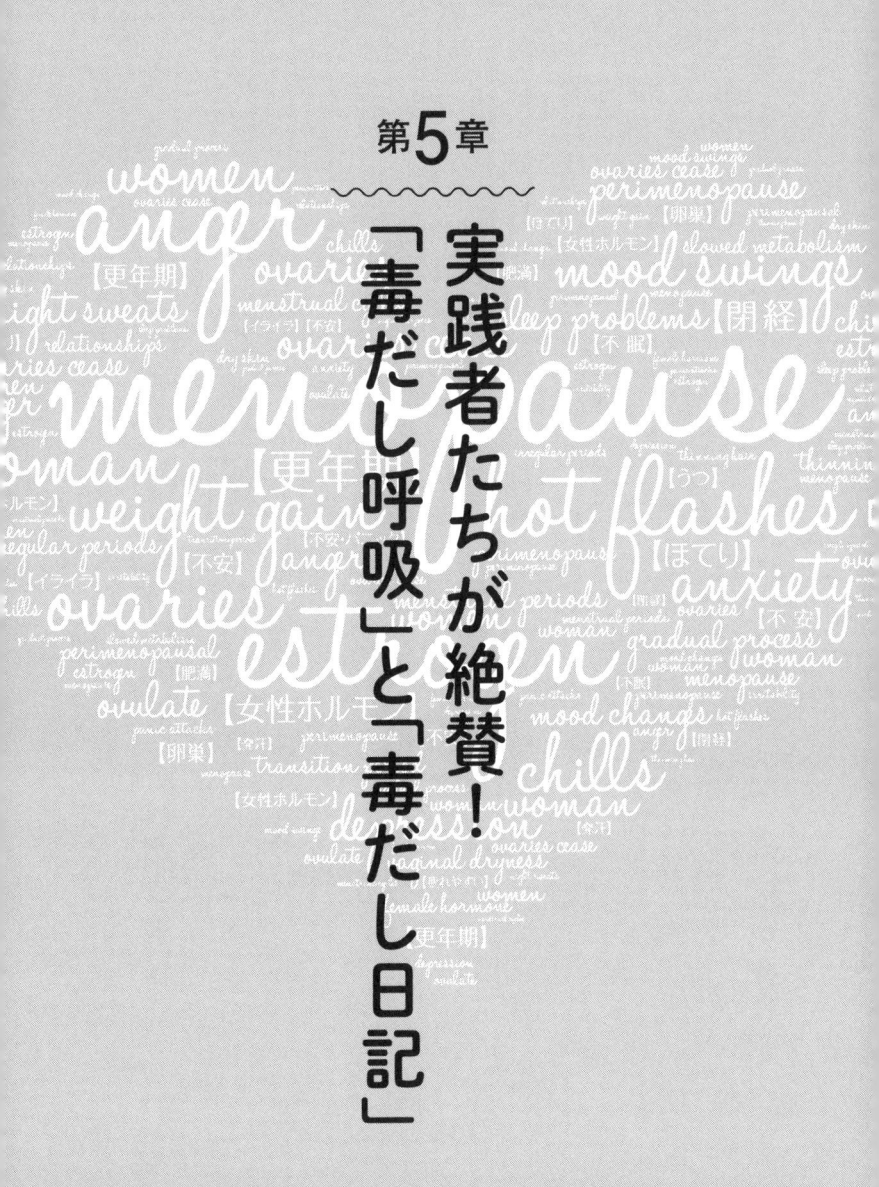

日常のストレスやネガティブな感情を極限まで出す「毒だし呼吸」

これまで何度か触れてきた「毒だし呼吸」について詳しいやり方をご説明します。私の更年期は、毒だし呼吸なしに語れませんし、どれだけ救われたかわかりません。毒だし呼吸そのものは、息を吸って、吐く複式呼吸ですが、ポイントが2つあります。

【ポイント1】 いやなこと、メンタルも一緒に全部を吐き出すイメージですることです。脳は、「意識する」ということがすごく大事なので、脳のデトックス、感情から消し去るくらいの気持ちで行えるといいですね。

【ポイント2】 吐ききることです。吸うことに意識すると、吐ききれずに体内に酸素が残ってしまい、活性酸素になります。活性酸素は、老化や酸化を招きますので、活性酸素も吐き出すつもりで行いましょう。

実践されている方からは、「身体がすっきりする」「私のお助けアイテムです」「つらいときにしています」など多くのお声をいただいています。おかげさまで、「かおり先生といえば毒だし呼吸」といわれるほどになりました。

毒だし呼吸で気持ちのスイッチも入れ替わります。朝からだるくてダラダラしてしまうときも、毒だし呼吸はおすすめです。「ダラダラしている私」というのも、ネガティブな感情ですので、毒だし呼吸で出してしまいましょう。

次ページにイラストでご紹介しましたので、参考になさってください。

かおり先生からひとこと

毒だし呼吸は、いやなものを吐き出し、ポジティブな気持ちを取り込むイメージで！

[毒だし呼吸]

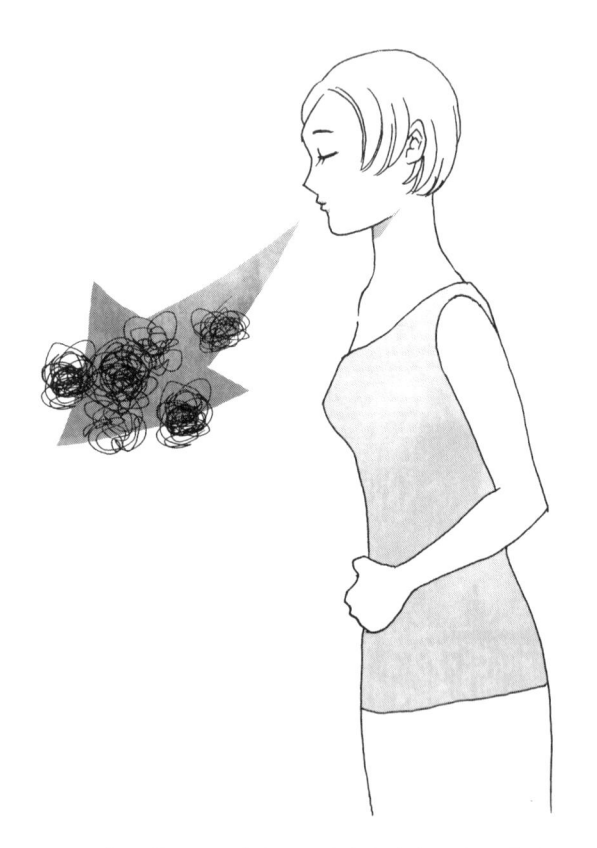

1）４秒かけて息を吸ったあと息を口から吐く。いやなこともすべて吐き出すイメージで行う。

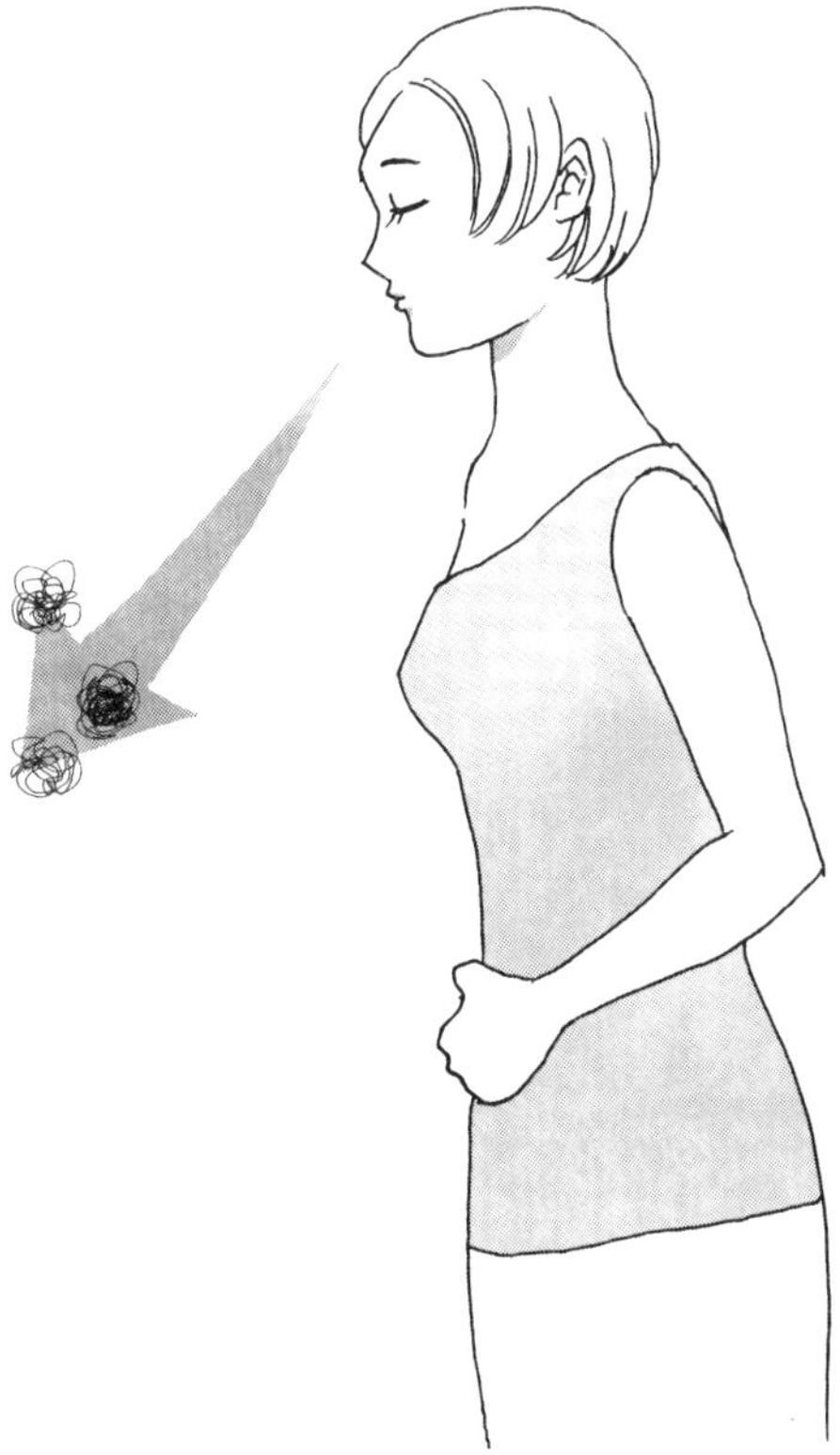

2) 8秒かけて完全に吐ききる。とにかく、
吐くことに意識を集中する。

医師も認める！「毒だし呼吸」の効果

毒だし呼吸のメリットについてお伝えしましたが、名前の由来についても触れたいと思います。更年期はストレスで呼吸が浅くなりやすい傾向があり、深く呼吸をするだけでもリラックス効果があります。そこに負の感情も一緒に吐き出したい、というイメージを加えて「毒だし呼吸」と名づけました。

私の長男は脳神経内科を専門としているのですが、いやなことを吐き出すイメージで呼吸をしていることを伝えてみると、「脳は意識させることが大事で、ネガティブな感情を吐き出すことを意識させると、感情をコントロールできるからすごくいいね」とお墨つきをもらいました。

毒だし呼吸が生まれるきっかけ（24ページ）は、先述しましたが、そのとき息子にかけられたのが、「母さん、苦しくても過呼吸や更年期症状で命を落とすことはないからね」という言葉でした。その後、この言葉は、心の支えとなりました。

更年期世代でなくても呼吸法は知っておいてほしいと思います。コロナ禍の話になりますが、当時は皆、マスク生活でしたよね。私のスクールでも、マスクをしたままボディマッサージの実技の授業を行っていました。

すると、一人の生徒さんの体調が悪くなりました。換気はしていましたが、顔もピクピクしていたので、息子に連絡をすると、たまたま近くにいて教室に来てくれました。その生徒さんに対して「僕と一緒に吐いてね」と、声をかけていました。緊張のあまり息が浅くなり、過呼吸になっていたのです。改めて、吐くことの大事さを実感した出来事でした。

かおり先生からひとこと

毒だし呼吸の大きなポイントは「息を吐く」こと。しっかり吐ききることで、自然と息が吸えます。

毒だし呼吸はリラックス効果や血行促進にも効果抜群

更年期世代の女性にとって、特に呼吸は大事で、毒だし呼吸は、心身のクレンジングだと思っています。また、短時間で簡単にできる実践的なセルフケアでもあります。

基本は、4秒間鼻から息を吸って、8秒で息を吐きます。最初のうちは8秒吐ききることがたいへんかもしれませんので、心地いいと感じるペースで行ってください。回数は多くても構いませんが、1回でも効果があります。

呼吸によって血流がよくなり、身体が温かくなり、気分まで心地よくなれると思います。この心地よさを知っていただきたいと思います。

繰り返しになりますが、更年期はストレスを抱えやすい時期です。毒だし呼吸は身

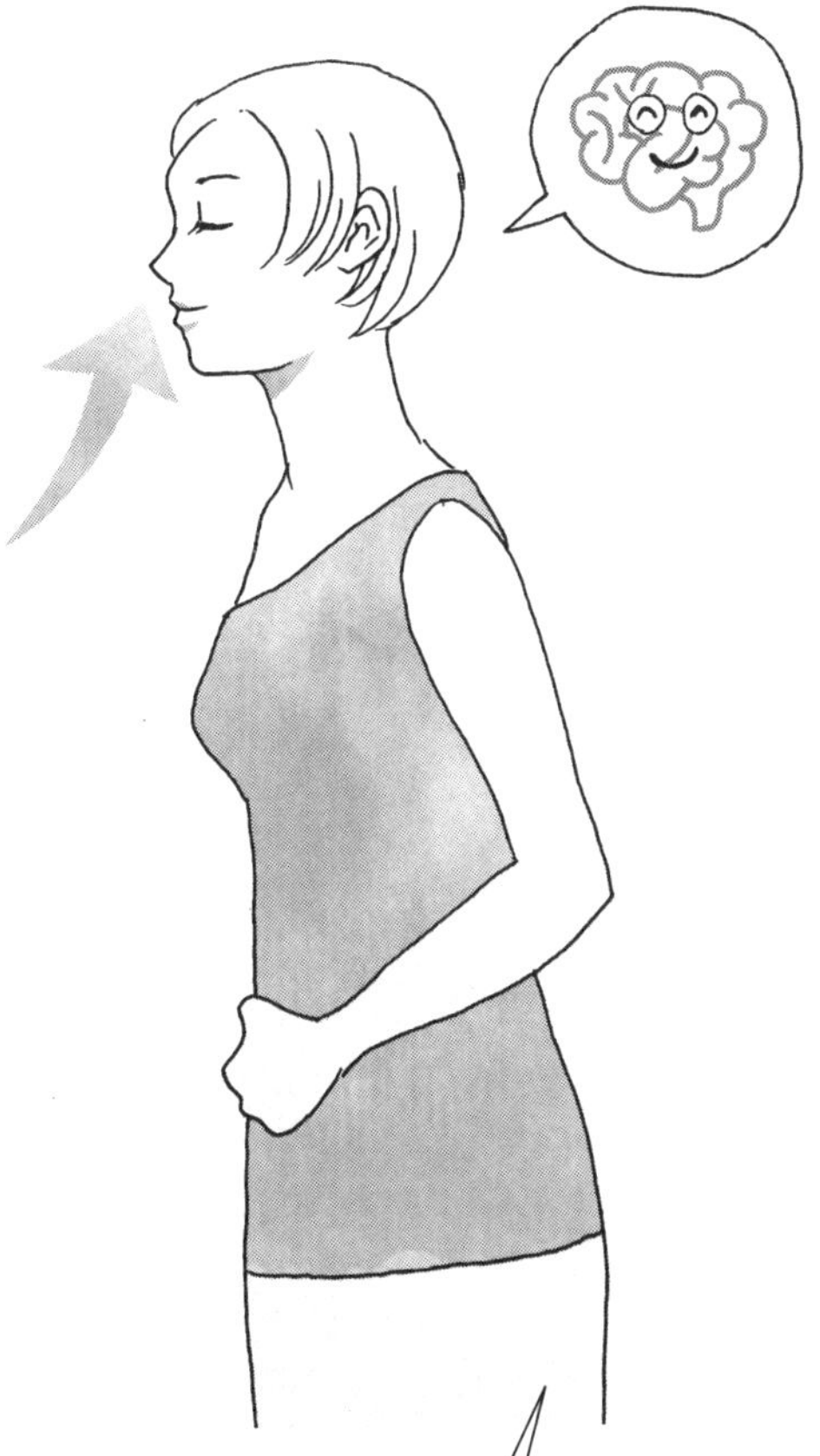

息を吐ききってから吸うことで、たっぷり取り込んだ酸素を身体中に運ぶため、血流がよくなる。

体だけでなく、脳もリラックスさせます。身体の司令塔である脳がリラックスすると、自律神経やメンタルも整うようになります。また、呼吸によって、血行も促進されます。

血流がよくなると、身体の隅ずみまで栄養と酸素が行き渡るようになります。そうすると身体の細胞がうるおい、酸化を防いで老化予防にもなります。血流をよくすることが大事だということはみなさんご存知だと思いますが、血行がよくなることで、ホルモンバランスも整ってきます。

更年期にさしかかると、ホットフラッシュ、気分の落ち込み、太りやすさなど、さまざまな不調が出やすくなります。これらの不調は、ホルモンバランスの変化が一因でもあります。ホルモンが私たちの身体の機能をサポートしていますので、バランスが崩れると、不快な症状が引き起こされます。

つまり、ホルモンバランスを整えることができれば、更年期症状を多少なりとも軽減することができるということです。ホルモンを味方にすることが、心地よく過ごすための鍵となります。

ホルモンバランスが整うことのメリットは、美容面にも影響します。ホルモンバランスが整っていれば、肌トラブルも起きにくくなり、安定してうるおいのある肌をキープできるようになります。肌のみずみずしさは、見た目年齢にも関係します。

かおり先生からひとこと

毒だし呼吸は、血行をよくし、気持ちの切り替えにも効果を発揮します。これにより、ホルモンや自律神経のバランスまで整います。いつでも簡単にできて、美容面にも影響して若々しく過ごせるなど、いいことづくしだと思いませんか？

毒だし呼吸の最適なタイミングは？

毒だし呼吸を行うタイミングとして、おすすめしたいのが就寝前です。ベッドに横になった状態でもできますし、呼吸と一緒に今日一日の溜まった感情も吐き出すことができます。

いやなことや疲れは、その日のうちに吐き出し、すっきりしてから寝てほしいと思います。また、就寝時に緊張感があると、睡眠中のくいしばりにもつながります。

緊張の大きな原因にストレスがあります。いやなことはすべて吐き出して、緊張を緩めてから就寝するようにしましょう。

まずは毒だし呼吸を習慣化していただきたいと思います。しかし、習慣化が目的ではなく、つらいと感じたら反射的に毒だし呼吸をするくらい身体に覚えこませていただきたいのです。

そのための習慣化なのですが、まずは日常生活のルーティンに組み込むのがいいですね。たとえば、眠る前や歯磨きをする際に行うと身につきやすいと思います。

つらいと感じたとき、ネガティブな気持ちになったとき、毒出し呼吸は大きな力を発揮します。たとえば、職場でいやなことがあったとき、気分が落ち込んだときなどに毒だし呼吸をしてみましょう。出先であっても、トイレならひとりの空間で落ち着いてできますよね。

ストレスを感じて身体が縮こまっているとき、ストレスを呼吸ですべて吐き出すイメージで毒出し呼吸を行います。緊張が解け、気持ちの切り替えができて、リフレッシュできます。

かおり先生からひとこと

毒だし呼吸で、溜め込んだものを、呼吸で全部吐き出しましょう！

毒だし日記をつけてみませんか？

毒だし呼吸同様、私が更年期を楽に過ごせるようになったきっかけに、「毒だし日記」があります。はじめはメモ書き程度だったものが、この日記のよさを多くの方に知っていただきたいと思い、日々記録をつけるための「毒だし日記」という「最終形」を実際につくりました。

「毒だし日記」はＡ４サイズのノート形で、セミナーなどを開催した折に受講生の方々にお譲りしました。見開きに日曜から月曜まで１週間分が記されており、１週間を見返せるようになっているものでした。

お使いくださった方に好評だったので、当時の「毒だし日記」をベースに改良を加えたフォーマットを、本書を購入くださったあなたにプレゼントいたします。詳しく

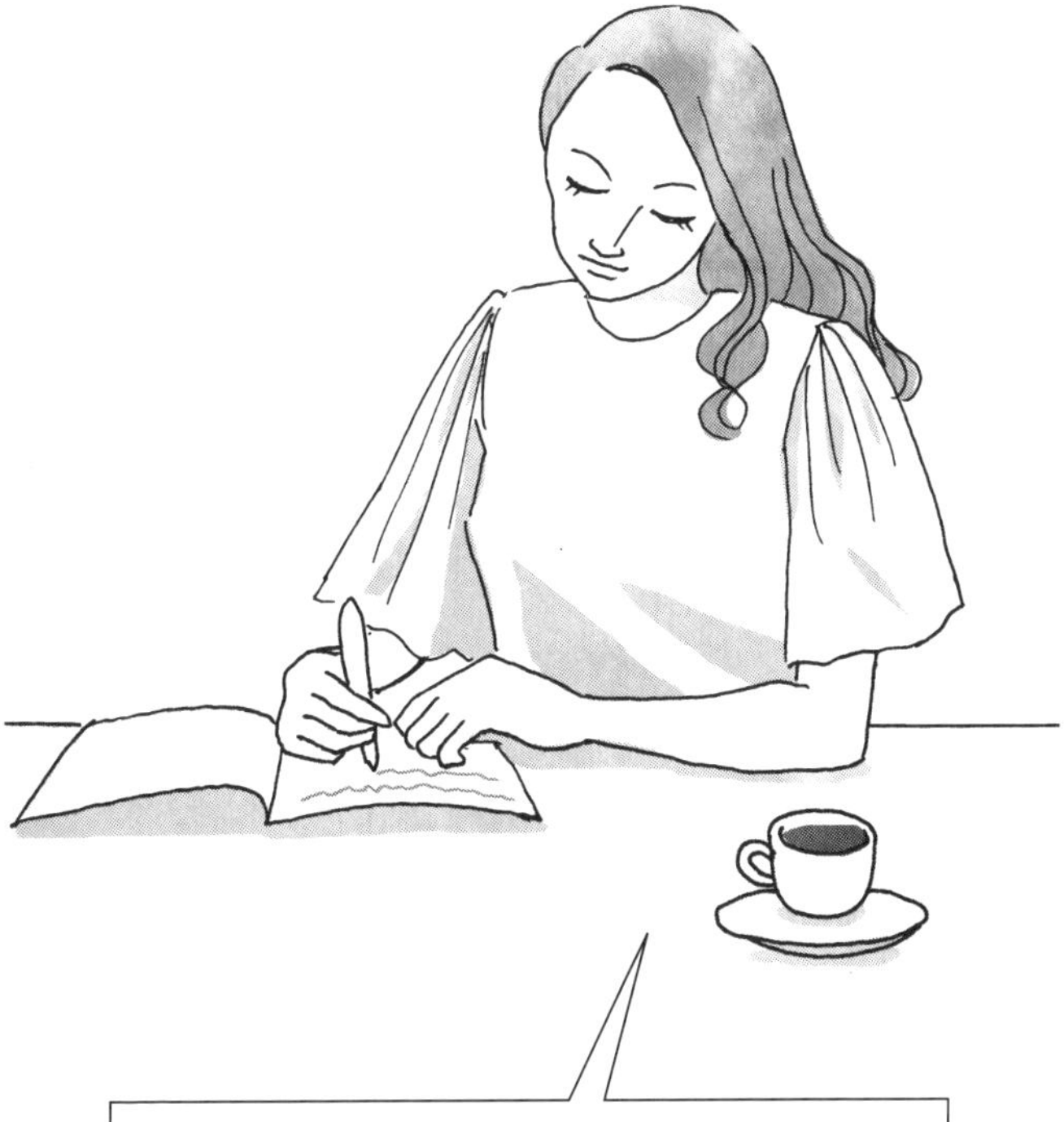

1日たった3分でも、自分を見つめる時間をつくろう。

は巻末の購入特典ページをご覧ください。

日記には、その日の気分、感情、体調の変化などの項目があります。自分で詳しく書いてもいいですが、簡単にできるよう、基本的には、チェックを入れるスタイルにしています。

時間は3分程度で終えられるでしょう。日記をつけるときは、ひとりの時間で集中できたほうがいいので、夜、眠る前がおすすめです。しんどいとき、時間がないときなど、つけない日があってもいいですし、朝やお昼など自分のペースで、できるときにつけてくださいね。


私自身、当時毒だし日記をつけたことで、いろいろとメリットがありました。まず、自分を客観視できたことです。日記を見返してみると、体調が悪くなりやすい日に、あるリズムがあることに気づきました。

それは、水曜に体調を崩しやすいということでした。そこで、自営ということもあり、ある程度コントロールすることができたため、水曜日は仕事をセーブするようにしました。

もちろん、調整できない日もありますので、そのような日は、温かい飲み物を入れた水筒を持ち歩いたり、乾燥予防としてアメをバックに入れたりと、対策することができました。また、客観視できたことで、予期不安も起こさなくなりました。日記を見返したとき、ずっとパニック症状や過呼吸にならずに過ごせていることがわかり、乗り越えられていることが成功体験として安心感や自信になったのです。

日記は、医療機関を受診する際にも大活躍でした。婦人科の先生によると、「更年期世代は、こんな不調、あんな不調をあれこれと聞いてもらいたい」のだそうです。けれど、限られた診療時間内では、話を聞いてあげられないという現状があります。なので、日記に日々の悩みなどがまとめられていると、決められた時間のなかで患者さんの状態などを把握することができ、共感もしやすい、ということでした。日記があることで、患者さんのことを理解しやすくなり、自分を大切にしているね、と優しい言葉をかけてあげることもできるというのです。

一方、患者さんのほうも、「病院であまり話を聞いてもらえなかった」と言っているのを耳にします。病院では診断や結論も知りたいけど、話を聞いてほしい気持ちがあります。どちらの気持ちもわかりますが、この日記があることで、医師と患者のギャップを埋められるのではないかと思います。

また、何度か触れていますが、私の更年期はメンタル症状がつらく、ネガティブに意識が向いていました。それが、毒だし日記をつけ始めたことで、自分と向き合う時間を持てるようになりました。

自分と対話できたことで、前向きにもなれました。自分の機嫌を自分でとることにも役立ちました。毒だし日記をつけたことで、つらい更年期症状がなくなり、人生が一変したといっても過言ではありません！

かおり先生からひとこと

毒だし日記をつける時間が、あなたの人生を変えるかもしれませんよ！

＊購入特典として、毒だし日記のテンプレートをダウンロードできます。
詳しくは巻末をご覧ください。

「毒だし日記」を、更年期を乗り越えるきっかけに

私は、更年期でホルモン治療もしましたし、漢方も飲み、鍼灸治療もしました。どれも効果はありましたが、究極の結論として、私にとっては、自分を大切にすることが一番だと気づいたのです。

そのきっかけとなったのが日記です。日記といっても、はじめはスケジュール帳に、「今日はしんどかった」「頭痛がつらかった」「一日、楽しかった」「感謝することができた」といったメモを残すものでした。

このメモ書きのよかったところは、「自分のために時間を使うこと」でした。更年期は、仕事、子育て、親の介護など抱えることが多く、自分のことが後まわしになる傾向があります。

毎日3分ほどその日の振り返りをしながら日記をつけることが、更年期を乗り越えられるきっかけにもなりました。手間や時間がかかると続けられない性格なので、メモ程度の日記だったこともよかったのではないかと思います。

自分自身を客観視できることもメリットです。人間というのは、何事もない日より、つらかった日を覚えているものです。たとえば日記を見直して、1か月のうち、つらかったのが5日間だとわかったら、そんなに深刻に考えなくても大丈夫だと思えますよね。逆に、不調が続くようなら、受診が必要かもしれません。よいことも悪いことも振り返ることができる「毒だし日記」を、更年期の伴走者にしてはいかがでしょう。

かおり先生からひとこと

日記は、自分と向き合う大切な時間でもあり、健康のバロメーターにもなります。

自分のための時間をつくるという贅沢

私の場合、３人の子育て真っただ中のときは、自分のために時間を使ってはいけないと思っていました。けれど、日記をつけるようになって自分だけの時間を持つことが、自分のご機嫌をとる時間になることを知りました。

自分時間をつくる大切さを知った今は、お風呂にタブレットを持ち込んで半身浴をしながら映画を観たり、朝のコーヒーも香りや味をゆっくり楽しんだりしています。心に余裕が生まれ、ストレスを感じることも減ったような印象があります。

40代の頃は、朝のカフェも、ランチ後のコーヒーも、お金と時間がもったいないと思っていました。でも今では、こうしたことこそが大切かと思います。

家族ではなく、自分のために時間を使うことを意識してほしいのです。なぜかというと、毒だし日記同様、自分と向き合う時間はリラックスにつながるからです。

50代の半ばを過ぎた頃に実感したのは、ゆとりのある時間をつくることが「心のサプリメント」になるということでした。今では、朝の15分間、ドラマを見ながらのコーヒータイムが日課です。ゆったりとした癒やしの時間ですので、オキシトシンが出ているのだと思います。オキシトシンは、すでに触れていますが、分泌されるとストレスが緩和され、気持ちがリラックスします。

また、ドラマを見たら「仕事をしよう」というスイッチが入るので、ドーパミンというホルモンが出ているはずです。リラックスしたまま仕事モードに入るのではなく、ドーパミンが分泌されることによって、やる気モードへ気持ちが切り替わり、朝のルーティンが、自分なりのメリハリの時間になっているのだと感じています。

かおり先生からひとこと

自分のリズムで自分を癒やす方法を見つけてみませんか？

[ゆったり時間は癒し効果あり]

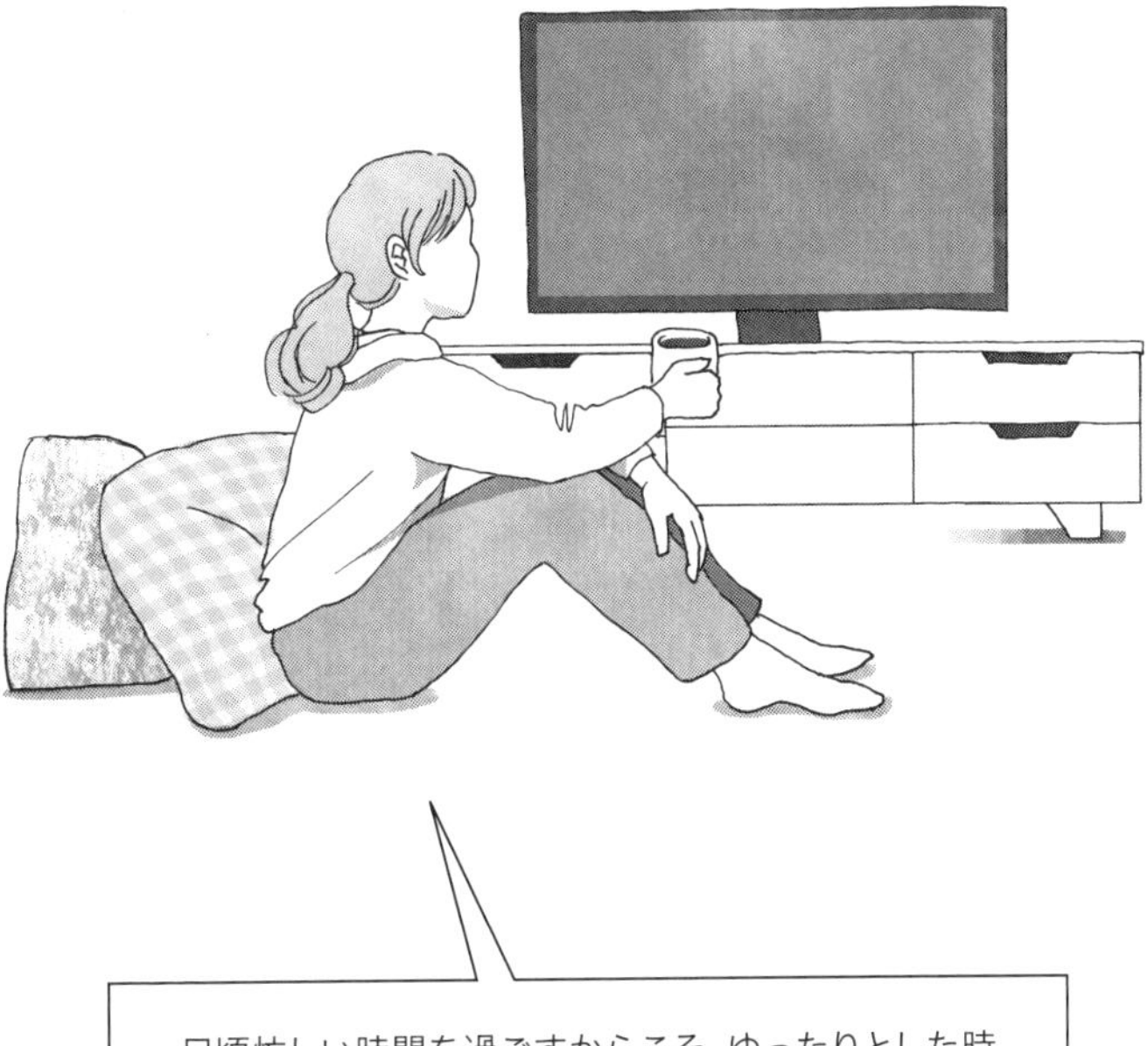

日頃忙しい時間を過ごすからこそ、ゆったりとした時間をつくることで、精神的な安定が得られる。

メラトニン

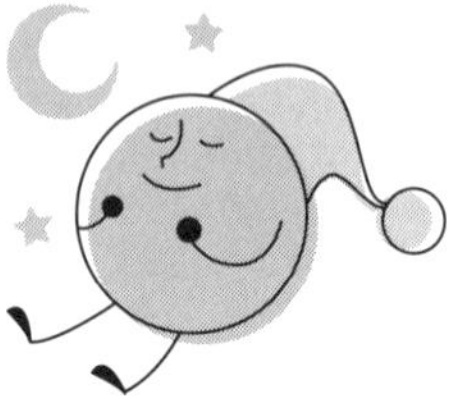

第6章

更年期は「自分を大切にする期間」

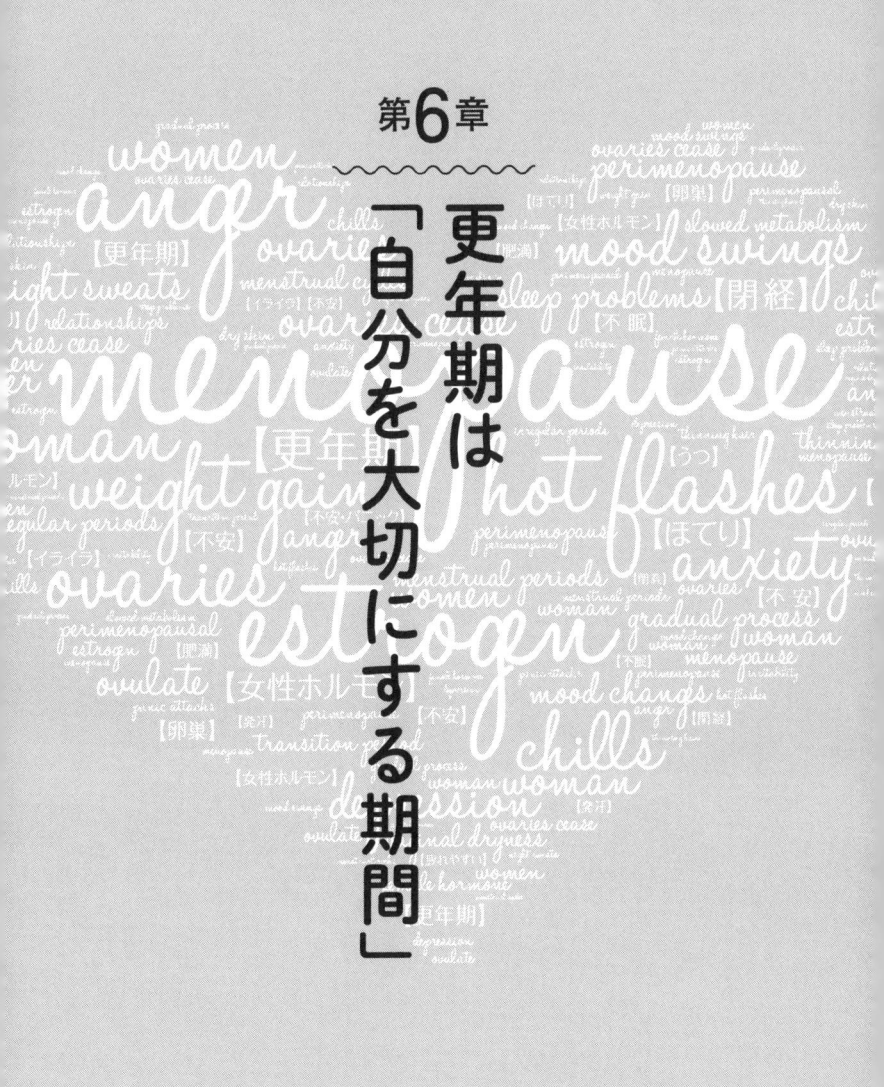

「更年期」は本当にネガティブワード？

女性心理としては、自分が更年期ということを受け入れたくないものです。その証拠に、セミナーなどで、「まだ、私は更年期ではないけど」という言葉を誰かしらが言います。また、自分では更年期だと認めていても、他人に言われると面白くないというか、反感を持ってしまう面があるようです。

スクールの卒業生さんは美容のプロですが、プロのセラピストであっても、更年期をネガティブに捉えている人がいます。まだ更年期を迎えていない人にも、これから訪れる更年期のことについて知っておいてほしいと思います。なぜなら、知っていたら症状が出てもあわてずに対応できるからです。

更年期は誰でも通る人生の通過点で、次のステップへの期間です。今だからいえることではありますが、症状がかなりひどかったにも関わらず、振り返ってみるといつの間にか終わっていたな、という感覚があります。

とはいえ、心身のつらい症状の中にいると、いったいこの苦しみはいつ終わるのだろう……と、不安でしかないでしょう。症状が出たときは、この本に書いてあったことを思い出してください。そしてどんな症状であっても、つらい症状は体質、性格のせいなどと、自分を責めないでほしいのです。

むしろ、症状が出たらもっと自分へ目を向けてください。更年期というのは、自分の心身と向き合い、自分を大切にする時間を神様が与えてくれた期間だと思います。

かおり先生からひとこと

夜が必ず明けるように、更年期のつらい症状も必ず終わりが来ます。

ポジティブシンキングより「ポジティブセンシング」

落ち込んだりすると、ポジティブに考えよう、マインドを上げようなどの精神論で語られることが多いと思います。実際、ポジティブな感覚や思考が感情に与える影響は、多くの研究で証明されています。ポジティブシンキングともいわれますが、脳内でエンドルフィンやセロトニンなどの「幸せホルモン」の分泌を促進し、気分を向上させ、ストレスを軽減する効果があります。

ただ、日々の忙しさやストレスで、前向きに考えるのが難しいと感じることもあります。私自身、何でも精神論で片づけようとすることが苦手で、更年期症状が本当にしんどいとき、つらいときにふん張ろうと思えば思うほど落ち込んでいました。

人と比べて、なぜ私だけこんなにネガティブ思考なのだろう、なぜこんなに後ろ向

[私のポジティブセンシング]

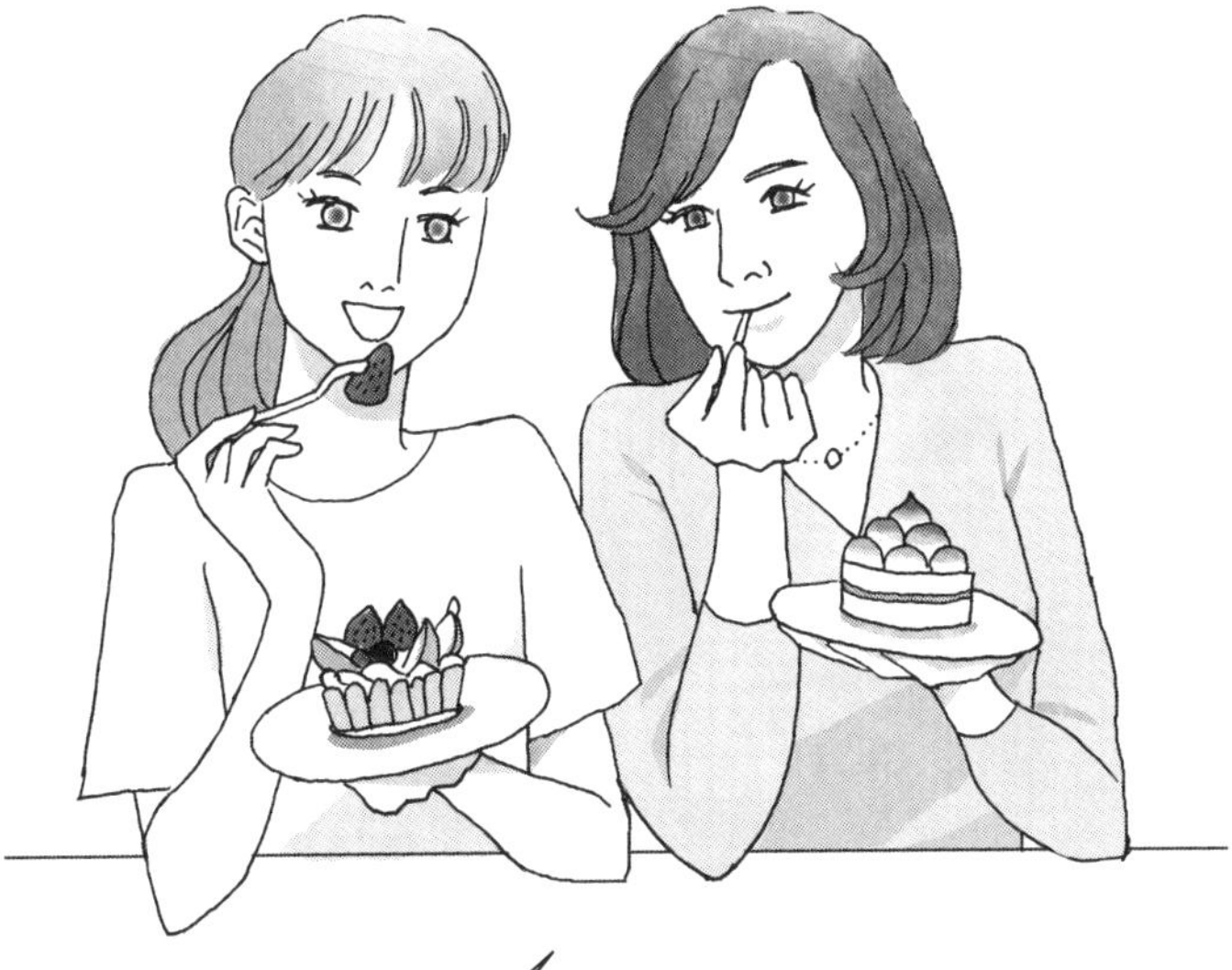

気分転換と称して、娘とお菓子パーティーをしたことがあります。好きなだけお菓子を買ってきて、好きなだけ食べるという女子会です（笑）。
お菓子パーティーそのものは問題の解決にはなりませんが、何も考えずに好きなものを食べたいだけ食べたのが気晴らしになったのか、「明日、考えよう」「もういいか」と考えられるようになりました。

きになってしまうのだろう、とさらに落ち込み、できない自分を責めるようになりました。考えれば考えるほど、自分は何もできないと思うようになったのです。

そのようなときに有効だったのが、「ポジティブセンシング」です。前に、身体からのポジティブな感覚について触れていますが（54ページ）、ものごとを前向きに考えようとするのではなく、ポジティブな感覚を積極的に得ることです。五感を通じて心地よい刺激を取り入れることで、自然とポジティブな気持ちや考えを引き出す方法です。

たとえば、心地よい音楽を聞いたり、アロマテラピーの香りを楽しんだり、自然の中を散歩したり、入浴を楽しんだりすることがあげられます。気分転換としてやけ食いや、やけ酒、大声を出すことも、ときには効果があるかもしれません。

自分がそのとき欲している心地よいことをすれば、ポジティブセンシングは手軽に取り入れることができます。この方法は、ストレス発散やリフレッシュに最適だと思っています。

かおり先生からひとこと

更年期こそ、ポジティブな刺激を意識的に取り入れてみて！ ホルモンバランスが崩れやすい時期でも、メンタルを安定に保ちやすくなると思います。

効果にビックリ！　副腎セルフケア

私たち女性の身体は、女性ホルモンひとつでイライラしたり、身体が不調になったりするので不思議だなと思います。たとえば、肌トラブルの原因が手抜きではなく、ホルモンが減ることで肌が乾燥して、カサつきの原因になります。

肌の乾燥といえば、お腹の皮が広範囲に剥けたときはびっくりしました。冬に肌が乾燥して、粉を吹いたことはありましたが、うろこ状の皮剥けがお腹に広がっていました。それをきっかけに、朝日を浴びたり、食べ物に気をつけてバナナを食べるようにしたり、副腎のケアをしたりしました。1か月ほど継続した結果、肌が復活した経験があります。

なかでも、セルフで行う副腎ケアは、簡単にできて効果の高さを実感しました。副腎は左右の腎臓の上部に位置しています。ストレスに対処するコルチゾールというホルモンを出す働きもありますが、女性ホルモンに似た成分を分泌し、ホルモンバランスを整えることができます。

次ページのように、左右の背中にある副腎のあたりをグリグリと押したり、押しつけて刺激を加えます。冬場は、カイロで温めてもいいですね。

また、手をグーパーと握って開くのも、手軽にできるのでおすすめです。手を動かすだけで全身の緊張感を和らげることができ、手先の神経を刺激しますので、記憶力のサポートにもなります。

かおり先生からひとこと

更年期の症状を和らげようと、さまざまな対策をとるのもまた、自分を大切にしている時間。心地よさを感じることがポジティブセンシングです。

[副腎セルフケア]

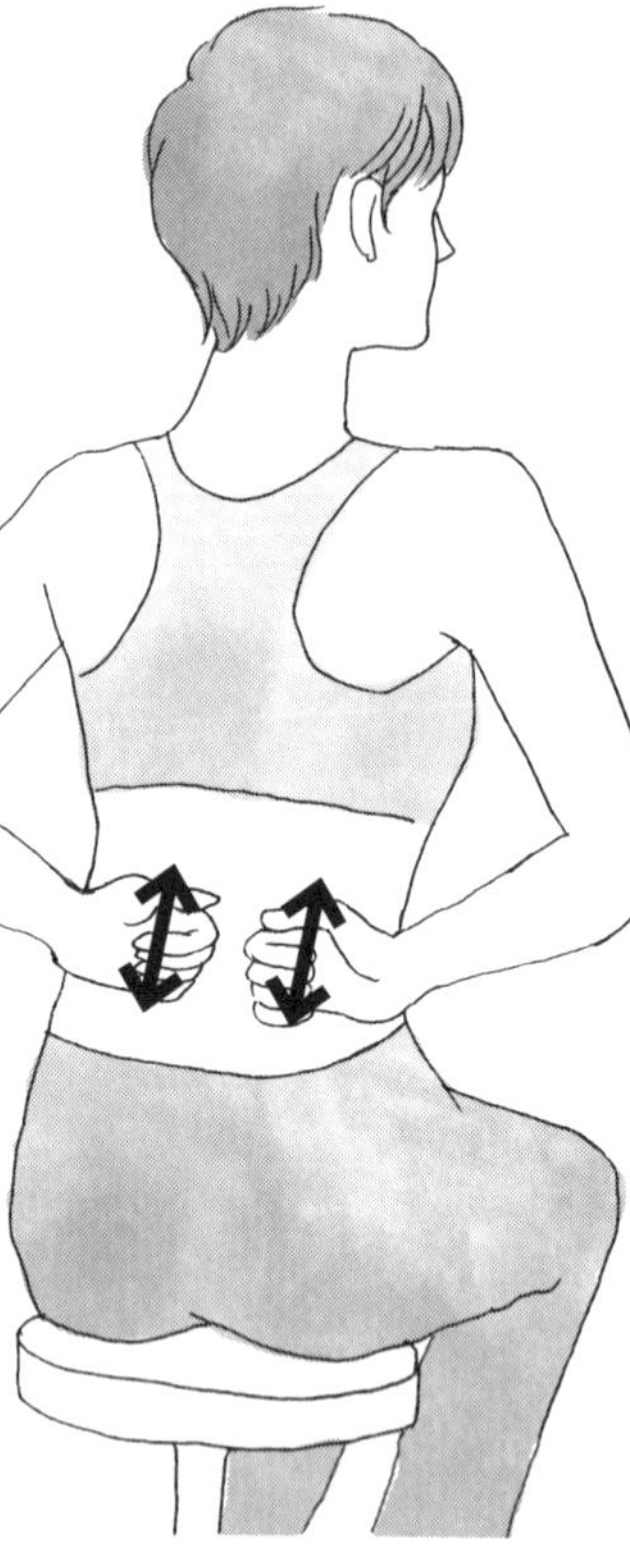

左右の背中にある副腎のあたりをグリグリと上下に押す。背中の副腎のあたりを、握りこぶしをあてた状態で椅子の背にもたれてもよい。

苦しさも優しさも分かち合える

更年期は、家庭内でも社会でも忙しい時期が重なり、ストレスフルな世代です。更年期以前に、女性は毎月のように生理があり、女性ホルモンのバランスが1か月のなかで変動しています。その変動も一定ではなく、妊娠、出産とさまざまな変化を経て、更年期を迎えます。

最近では、女優さんをはじめとする著名な方たちが、更年期について語っていますよね。壮絶な更年期であったり、うつ症状でダウンしたりしたことなどを発信しています。同じ人間で、同じ女性なのであたりまえのことですが、有名人が発信することで、みんな同じだという安心感が生まれますね。

一人ひとりにいろいろな背景があるためか、ひとりで抱え込んでいる人が多い印象があります。「更年期と言いたくない」「職場では、更年期であることを馬鹿にされて居場所がない」。そのような話を多く聞きます。不安なとき、しんどいと感じたときは、私のインスタグラムに「しんどい」と吐き出しに来てください。

目の前で話を聞いたり、励ましたりなど、インスタグラムでは、直接何かしてあげるということはできません。けれど、「つらいよね、わかるよ。私もそうだったし、みんなもそうだよ」と、つらい気持ちに共感し、分かち合い、お互いを慰め合う居場所があることでストレスを減らすことはできるとお伝えしたいのです。

かおり先生からひとこと

「つらいのは私だけじゃない」「何もする気が起きないのは私自身のせいじゃない」と感じることもまた、ポジティブセンシングのひとつです。

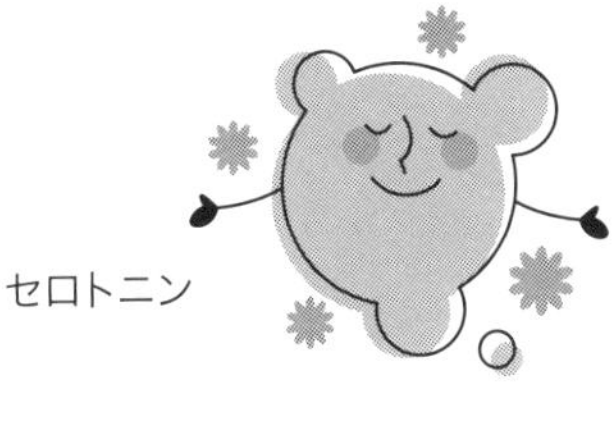
セロトニン

おわりに　思いやりあふれる優しい世界に

この本を最後までお読みくださり、心から感謝申し上げます。あなたとこの書籍を通じてつながることができたことを、本当にうれしく思っています。

私がこの本を執筆した背景には、自身が経験した壮絶な更年期の苦しみがありました。その中で、「更年期を快適に過ごす」という言葉が、どれほど難しいものかを痛感しました。

本文中にもお伝えしていますが、私は更年期にパニック障害を経験しました。「まさか私が？」「人々の健康をサポートする仕事をしているのに、なぜ？」という思いが何度も頭をよぎりました。

苦しくてどうしようもない日々が続き、自分を責めてしまうこともありました。体調を崩し、自分自身がコントロールできない不安に襲われるたびに、「このつらさは一体いつまで続くのだろう」「本当に乗り越えられるのだろうか」と、心が押しつぶされそうになることが何度もありました。

この本を通じて私がお伝えしたいのは、同じような不安や苦しみを抱えている方に、「自分を大切にして、少しでも楽に、前向きに過ごしてほしい」ということです。そこで私が提案するのが、ホルモンを整えるケア＝ホルモンサポート、通称「ホルサポ」です。

このホルサポは、私自身が更年期を乗り越えるために試行錯誤し、生まれたケア方法です。ホルサポは、更年期に限らず、日常生活の中でも役立ちます。ホルモンバランスを整えることは、心と身体をより快適に保つために重要な要素です。

女性ホルモンそのものを増やすことはできませんが、不調を軽減し、より健康的な生活を送ることができます。毒だし呼吸や日記、五感を使ったリラックス法など、ホルモンバランスを意識して整えるホルサポについて、本書では多岐にわたる手法をご紹介しました。

私自身、ホルサポを取り入れることで、自己肯定感が低く、ポジティブに考えられなかった過去の自分を受け入れ、前向きに変えられるようになりました。ホルモンを味方につけることで、自分を責めずに過ごせるようになり、更年期だけでなく、日々の生活もポジティブに過ごせるようになりました。これにより、自分を大切にし、よりていねいに生活することができていると感じています。

更年期は、女性にとって避けて通れないライフイベントのひとつであり、その時期の過ごし方が、その後の人生に大きな影響を与えます。しかし、このつらい時期は永遠に続くわけではなく、必ず終わりがあります。だからこそ、この期間をどう過ごすかがとても重要です。この本を通して、少しでもその不安や悩みを和らげるヒントを得ていただければ幸いです。

また、更年期に限らず、多くの方々にこの本を読んでいただきたいと思っています。

ご自身が更年期ではない方、家族や職場の同僚など、社会全体で更年期についての理解を深めていただき、思いやりのある対応ができるようになることを心から願っています。私たち一人ひとりの理解と共感が支えとなり、社会全体がより温かいものになると信じています。

私のインスタグラムでの投稿やセミナーの内容については、長男である医師と二男である歯科医師から監修とサポートを受けています。この本には、インスタグラムの投稿からの抜粋も含まれていますが、私一人の経験や知識だけではなく、彼らの医学的な視点を取り入れることで、より信頼性の高い情報をお届けすることができたと自負しています。

更年期のつらさや不安を、少しでも軽減するための手助けになればと願っています。

最後に、この本の出版に関わってくださったすべての方々に、心からの感謝を申し上げます。編集者の皆さま、サポートしてくれた家族、そして私の経験を共有してくださった多くの方々のご協力なしには、この本は生まれませんでした。
この本が、多くの方々の心に寄り添い、少しでも力となることを願っています。本当にありがとうございました。

令和6年8月

難波かおり

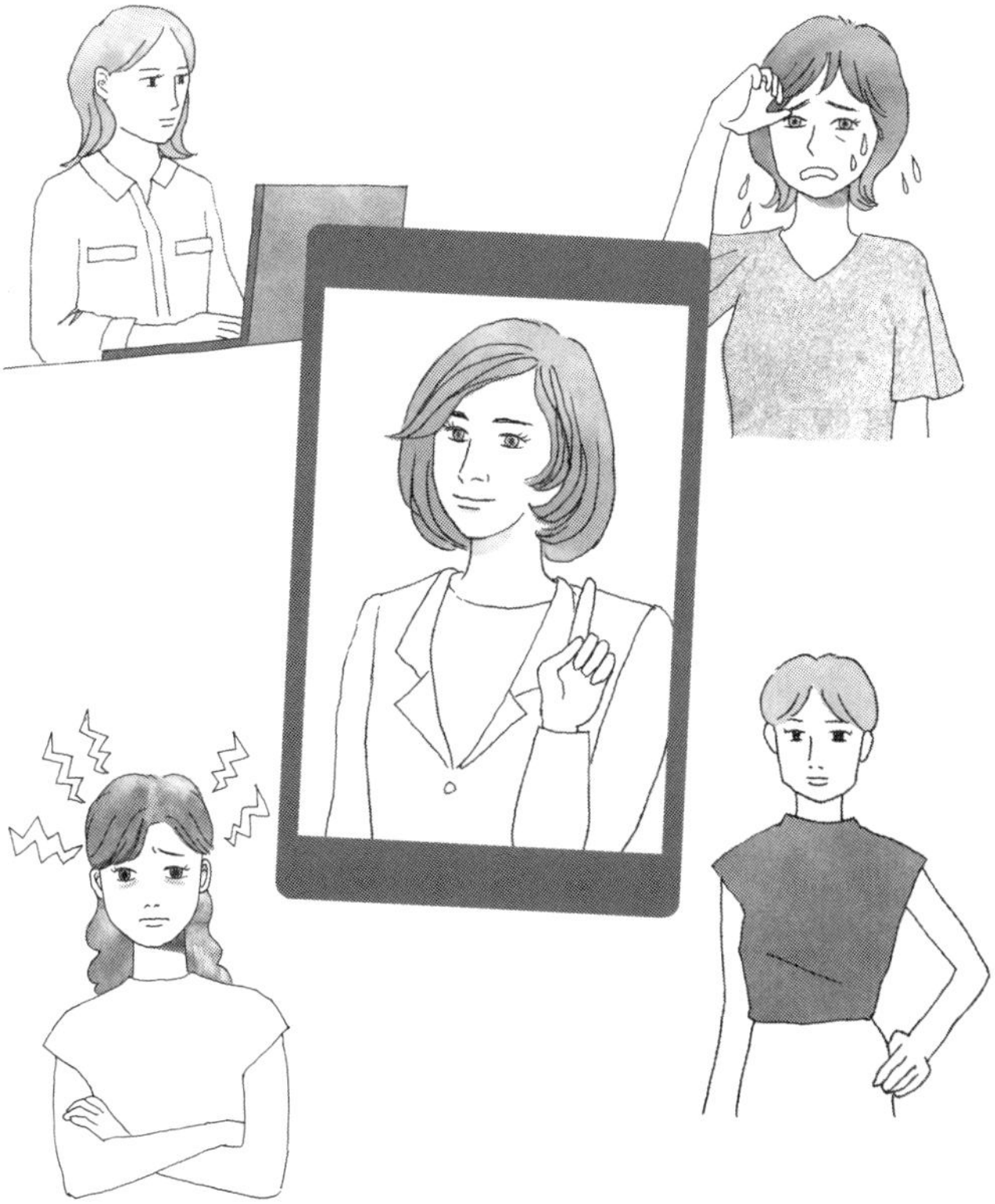

難波かおり（なんば かおり）

リンパシーアカデミー代表。40代はじめからプレ更年期がはじまり、仕事、夫婦関係、子育てなどさまざまなストレスと相まって、心身ともにボロボロの状態を経験する。このとき、リンパドレナージュで究極の癒やしを体験し、セラピストの道へ。シングルマザーとして3人の子どもを育てながらサロンを開業。開業後もリンパドレナージュ、エステティック技術、心理学などを学ぶ。脳神経内科の医師の長男の監修で、ホルモン分泌を促して心身の回復を図る「リンパシー®」の手法を確立。現在、歯科医師である二男も加わり、ダブルライセンスのもとスクール経営で後進の指導にあたる。
自身の経験と知識をもとに、更年期の不調をアドバイスするインスタグラムが大好評。本書はその中から、視聴者の注目を集めたトピック、共感を得たテーマなど、反響のあった内容を取り上げた。

インスタグラム @kaori_posi

書籍購入特典

かおり先生イチオシの「毒だし日記」テンプレート

バインダーでとじられるA4サイズの毒だし日記。表面、裏面ごとに印刷できます（両面印刷の設定にしないでください）。以下より特典ページにアクセスしていただき、テンプレートをダウンロードしてください。A4サイズのルーズリーフ用紙に印刷してお使いください。

【アドレス】
https://www.therapylife.jp/b/nanba/

更年期は「第二の思春期」
女性ホルモンのトリセツ

2024年10月10日　初版第1刷発行

著　者　難波 かおり
発行者　東口 敏郎
発行所　株式会社BABジャパン
〒151-0073 東京都渋谷区笹塚1-30-11 4F・5F
TEL: 03-3469-0135　FAX: 03-3469-0162
URL: http://www.bab.co.jp/　E-mail: shop@bab.co.jp
郵便振替00140-7-116767

印刷・製本　中央精版印刷株式会社

ISBN978-4-8142-0638-4

執筆協力　小平多英子
イラスト　石井香里　佐藤末摘（ホルモンイラスト）
デザイン　大口裕子

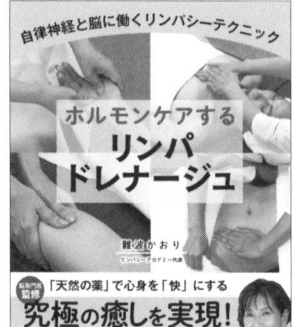

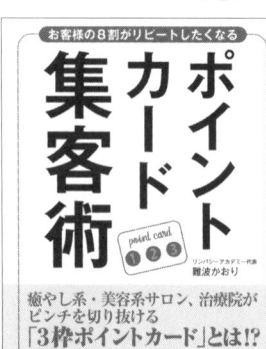